U0257350

高等医学院校实验教材

系统解剖学实验教程

主　编：姚立杰　沈　雷
副主编：刘　富　郑　辉
编　者：（按姓氏笔画为序）
　　　　刘　富　李公启　沈　雷　金海峰
　　　　郑　辉　姚立杰　徐　浩　高恒宇

北京大学医学出版社

图书在版编目（CIP）数据

系统解剖学实验教程/姚立杰，沈雷主编. —北京：北京
大学医学出版社，2007.4
ISBN 978-7-81116-242-4

Ⅰ. 系…　Ⅱ.①姚…②沈…　Ⅲ. 系统解剖学—实验—医
学院校—教材　Ⅳ. R322－33

中国版本图书馆 CIP 数据核字（2007）第 032369 号

系统解剖学实验教程

主　　编：姚立杰　沈　雷
出版发行：北京大学医学出版社（电话：010-82802230）
地　　址：（100191）北京市海淀区学院路 38 号　北京大学医学部院内
网　　址：http://www.pumpress.com.cn
E－mail：booksale@bjmu.edu.cn
印　　刷：北京地泰德印刷公司
经　　销：新华书店
责任编辑：安　林　　责任校对：杜　悦　　责任印制：郭桂兰
开　　本：787mm×1092mm　1/16　　印张：12　　字数：296 千字
版　　次：2007 年 4 月第 1 版　2010 年 2 月第 2 次印刷　　印数：4001－5000 册
书　　号：ISBN 978-7-81116-242-4
定　　价：18.50 元

齐齐哈尔医学院教材建设委员会

内容提要

　　本书为新世纪课程教材《系统解剖学》第六版的配套教材，依据《系统解剖学》教学大纲，组织具有多年教学经验的教师编写。本书系统介绍了系统解剖学的解剖方法及各系统、器官的观察重点、难点，每章后附有思考题，并配有逼真的插图，内容实用，层次清晰，生动形象，是广大医学院校学生、教师等学习、参考的理想之选。

前　言

　　为了适应目前迅速发展的医学教育的需要，本书以卫生部规划教材《系统解剖学》第六版为基础，综合了历届同学的意见，努力体现新世纪课程教材要"深"一点、"精"一点、"新"一点的总体思路，保留了其精华部分，对个别章节进行了必要的修改，使其更加完善，指导学生出色完成学习任务。

　　参与本书编写人员有齐齐哈尔医学院的姚立杰、沈雷、刘富、高恒宇、徐浩、金海峰、李公启；绍兴文理学院的刘文庆；苏州职业技术学院的郑辉等同志。

　　由于水平有限，书中不当之处，诚望广大同道批评赐教，使本书能进一步完善和提高！

主编

2006 年 12 月

目　　录

运动系统

内脏学

内分泌系统

运 动 系 统

第一章 骨 学

第一节 总论

第二节 中轴骨骼

一、预习要求

预习掌握椎骨的名称、位置排列及主要结构。骶骨和胸骨的主要结构。中轴骨的重要体表标志。

二、重点

中轴骨的名称、位置、排列及主要结构。

三、难点

椎骨的共同形态和各部椎骨的特征。

四、标本教具

（一）标本

1. 新鲜股骨；煅烧骨；脱钙骨

2. 躯干骨：颈椎 7 块；胸椎 12 块；腰椎 5 块；骶骨 1 块；尾骨 1 块（较难寻找）；完整的骨性脊柱；肋骨 12 对；完整的骨性胸廓。

（二）挂图

运动系统骨学全套挂图

五、注意事项

1. 煅烧骨为经过燃烧的骨，质地十分松脆；不能用劲捏拿，注意避免其粉碎。

2. 人体全身骨架为穿制而成的骨骼标本，注意不要在骨与骨的连接处暴力扭转，造成断裂。

六、教学内容

躯干骨

1. 椎骨（以胸椎为例，图 1-1）的一般形态

(1) 椎体：表面的骨密质较薄，内部充满骨松质。后面微凹陷，与椎弓共同围成椎孔。

(2) 椎弓：呈弓形，紧连椎体的缩窄部分是椎弓根。椎弓根上、下缘有椎上切迹和椎下切迹。椎弓板上有 7 个突起：棘突 1 个，横突 2 个，上关节突 2 个，下关节突 2 个。

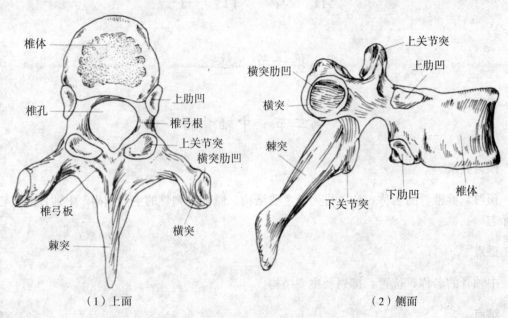

（1）上面　　　　　　　　　　　　　　（2）侧面

图 1-1　胸椎

2. 各部椎骨的特点

(1) 颈椎：椎体较小，横断面呈椭圆形；上、下关节突的关节面几乎呈水平位。横突有横突孔；椎孔较大，呈三角形。

第 1 颈椎（寰椎）：呈环状，无椎体、棘突和关节突，由前弓、后弓及侧块组成。前弓较短，后面正中有齿突凹。侧块连结前后两弓，上面各有一椭圆形关节面，下面有圆形关节面。后弓较长，上面有横行的椎动脉沟。

第 2 颈椎（枢椎）：椎体向上伸出齿突。

第 2～6 颈椎的棘突较短，末端分叉。

第 3～7 颈椎体上面侧缘有向上微突的椎体沟。

第 7 颈椎（隆椎）：棘突特别长，末端不分叉，活体易于触及。

(2) 胸椎：椎体从上向下逐渐增大，横断面呈心形。横突末端前面有横突肋凹（与肋结节相关节）；椎体的侧面有肋凹（与肋头相关节）。关节突的关节面几乎呈冠状位，上关节突的关节面朝向后，下关节突的关节面朝向前。棘突较长，向后下方倾斜，呈叠瓦状排列。

(3) 腰椎：椎体粗壮，横断面呈肾形；椎孔呈三角形；上、下关节突粗大，关节面几乎呈矢状位，棘突宽而短，呈板状，水平伸向后方；各棘突的间隙较宽。

（4）骶骨：呈三角形，由 5 块骶椎融合而成。底朝上，前缘的中部有向前突出的岬。尖向下，接尾骨。前面光滑而微凹，有 4 对骶前孔，可见到 4 条椎体融合的横行痕迹。背面粗糙隆凸，有 4 对骶后孔，正中线上有骶正中嵴。骶骨内有纵行的骶管，它构成椎管的下部，与骶前孔、骶后孔均相通。骶管的下口——骶管裂孔呈三角形。骶管裂孔的两侧各有一个向下突起的骶角，可在体表摸到。骶骨两侧面的上部各有一个耳状面，耳状面的后方为凹凸不平的骶粗隆。

（5）尾骨：由 3～4 块退化的尾椎融合而成。

3. 胸骨的形态

（1）胸骨柄：上宽下窄，上缘中份有颈静脉切迹，两侧有锁切迹。

（2）胸骨体：长方形，外侧缘有与 2～7 肋软骨相接的肋切迹。

（3）剑突：扁而薄，下端游离。

观察柄与体连接处微向前突的胸骨角。

4. 肋的形态观察肋骨前端的肋头，上有与胸椎肋凹相关节的关节面。肋头向外为稍细的肋颈。颈外侧有突起的肋结节，上有与胸椎横突肋凹相关节的关节面。肋体长而扁，内面近下缘处为肋沟。体的后份急转弯处称肋角。

第 1 肋：扁宽而短，无肋角和肋沟。内缘前份有前斜角肌结节，其前、后方分别有锁骨下静脉和锁骨下动脉经过的压迹（沟）。

七、思考题

1. 简述骨的形态学分类。
2. 简述椎骨的一般形态特点。
3. 判断颈椎；胸椎；腰椎的根据？
4. 试分析老年人易发生骨折而小儿不易骨折的原因？

颅 骨

一、预习要求

预习颅的组成、分部。脑颅骨的组成。面颅骨的组成。下颌骨的形态结构。颅顶面观、后面观、颅盖内面观。颅底内、外面三个颅窝的境界和重要结构。翼点的位置及临床意义。颞窝、颞下窝、翼腭窝的位置。眶的构成、形态及孔裂。骨性鼻腔的构成、鼻旁窦的位置和开口部位。新生儿颅的特征及生后变化。颅的重要体表标志。

二、重点

颅底内面观的结构

三、难点

分离颅骨的形态和结构

四、标本教具

（一）标本

1. 分离的脑颅骨 8 块；面颅骨 15 块
2. 完整的全颅骨标本；新生儿颅
3. 经颅腔的水平切面标本；颅正中矢状切面标本。

（二）模型与挂图

1. 颅骨相关挂图
2. 颅的放大模型

五、注意事项

1. 整颅标本的眶内侧壁非常脆薄，严禁用手指伸入眶内捏拿此处。观察全颅时，应用手掌托住观察。
2. 颅的正中矢状切标本在鼻腔外侧壁处十分脆薄，应注意勿损坏。
3. 泪骨、下鼻骨、犁骨和舌头骨非常小，注意勿损坏或丢失。

六、教学内容

1. 分离颅骨标本

（1）下颌骨：先区分体和支。在下颌骨体上观察其上缘的牙槽弓和牙槽、外面正中凸向前的颏隆凸、前外侧面的颏孔、里面正中的 2 对颏棘、颏棘下外方的椭圆形浅窝——二腹肌窝及构成下颌骨体下缘的下颌底。在下颌支上观察前方的冠突、后方的髁突及两突之间的凹陷——下颌切迹。辨认髁突上端的下颌头、下颌颈，下颌支后缘与下颌底相交处的下颌角、下颌支内面中央的下颌孔，孔的前缘有伸向上后的下颌小舌。

（2）舌骨：观察舌骨中间部——舌骨体、体向后外延伸的长突——大角及向上的短突——小角。

（3）腭骨：能辨认出水平板和垂直板。

（4）上颌骨：能辨认出额突、颧突、牙槽突、腭突、上颌窦。

（5）额骨：能分辨出组成额骨的三部分，额鳞、眶部、鼻部。

（6）筛骨：能辨认筛板、鸡冠、垂直板、筛骨迷路、筛窦、上鼻甲及中鼻甲。

（7）蝶骨：能辨认出蝶骨的组成部分，体、大翼、小翼、翼突。体为中间部的立方形骨块，内含蝶窦。

（8）颞骨：能辨认出颞骨的组成部分，鳞部、鼓部、岩部。

（9）枕骨：能辨认出枕骨的组成部分，基底部、枕鳞部及侧部。

2. 颅的整体观

（1）首先在整体颅上辨认出 23 块脑颅骨各自所在位置。

（2）颅的顶面观：

①颅盖外面：呈穹窿形，前窄后宽，由额鳞大部分、顶骨及枕鳞小部分借缝组成。观察两侧顶骨间的矢状缝、两侧顶骨的前缘与额骨间的冠状缝、两侧顶骨后缘与枕骨结合处的人字缝。在额鳞前外份有平缓突出的额结节。颞线的一部分和矢状缝后段两侧有顶孔。

②颅盖内面：冠状缝、矢状缝和人字缝清晰可见。观察沿矢状缝走行的上矢状窦沟，前端终于额嵴，沟两侧有许多颗粒小凹。此外，还可见到浅的凹陷和树枝状的沟，分别是脑回和脑膜动脉的压迹。

（3）颅的前面观：此面可见额骨和面颅骨。面部中央有骨性鼻腔的前口，即梨状孔。其外上方为眶，下方是上、下颌骨构成的口腔支架。眶上缘内侧上方的隆起为眉弓，其深面有额窦。

眉弓上外侧的隆起是额结节；两眉弓之间的平坦区是眉间。前面观的重要结构是眶、骨性鼻腔和口腔。

①眶：眶是底朝前下外方、尖向后内上方的四边锥形腔，上邻颅前窝，下为上颌窦，内侧为鼻腔，外侧为颞窝。眶内容纳眼球及其辅助结构等。先辨认出眶的底、尖和4个壁。

眶底：呈钝角的四边形。有上、下、内、外4个缘。眶上缘由额骨构成，其内、中1/3交界处有眶上孔（或眶上切迹）。

眶尖：指向后内上方，视神经管约位于眶尖处，视神经由此管入颅中窝。

内侧壁：呈矢状位，左右眶内侧壁约相互平行。前下份一长圆形窝为泪囊窝，它向下延续为鼻泪管，通至下鼻道。内侧壁后部为筛骨眶板，骨质菲薄，分隔眶与筛窦。

外侧壁：斜向后内，根据骨缝可见到前方为颧骨，后方为蝶骨大翼。其后部与上壁交界处有一由外上斜向内下的裂隙为眶上裂，通向颅中窝。

上壁：是分隔颅前窝与眶的薄骨板，从前到后为额骨眶部和蝶骨小翼。壁的前外部（近眶底外上角）有泪腺窝，容纳泪腺；壁的前内部（近眶底内上角）有滑车凸或滑车棘，有上斜肌腱于此绕过。

下壁：主要由上颌骨体的上面（眶面）构成。下壁和外侧壁交界处有一由内上斜行走向外下的裂隙为眶下裂。眶下裂前方中部有一呈矢状位走行的浅沟为眶下沟，沟的前端通入骨质内一管道为眶下管，管的前端在眶下缘中点下方开口即眶下孔。

②骨性鼻腔前面观：首先见到由上颌骨和鼻骨围成的梨状孔。在梨状孔的两侧能见到部分露出的中鼻甲和下鼻甲，在梨状孔的中部能见到犁骨和部分露出的筛骨垂直板。

矢状切面（保留鼻中隔）：观察骨性鼻中隔的构成。位于前上方的为筛骨垂直板，位于后下方的为犁骨。鼻中隔也是两侧鼻腔的内侧壁。

矢状切面（去掉鼻中隔，图1-2）：观察鼻腔外侧壁、上壁和底壁。外侧壁从上到下有3个扁薄的骨片即上、中、下鼻甲，均向下弯曲，垂入鼻腔。各鼻甲下方的空间为上、中、下鼻道。上鼻甲后端与蝶骨体之间的狭小空间为蝶筛隐窝。中鼻甲后方有蝶腭孔。

中鼻道后有上颌窦口，前方有半月裂口，两口之间为筛骨钩突。上壁主要由筛骨筛板构成。下壁是硬腭（骨腭）的上面，前端有由后上斜向前下的管道为切牙管。最后观察上壁前上方的额骨内空腔-额窦、上鼻甲后方的蝶骨体内空腔——蝶窦及其开口。

矢状切面（去掉鼻中隔及部分鼻甲）：在上鼻道能见到后筛窦的开口。在中鼻道辨认前、中筛窦的开口。在下鼻道观察前端的鼻泪管开口。

在颅的前面去掉泪骨可见到部分位于泪骨后面的筛窦，在颅的冠状切面（与眶前部垂直平面）上观察位于颅前窝中下部、两眶之间、鼻腔上外方的筛窦及眶下方、鼻腔外下方的上颌窦。

后面观：观察中部为犁骨的一对鼻后孔。

③骨性口腔：观察由上、下颌骨的牙槽弓构成的前壁和侧壁。

（4）颅的侧面观：突出于颅侧面由颧骨和颞骨的颧突构成的骨弓为颧弓。先区分颧弓平面以上的颞窝和以下的颞下窝。观察颧弓根内下方的颞下窝和关节结节，下颌窝后方的为外耳门，外耳门后下方的骨性突起为乳突。

颞窝：先观察前端起自额骨的颧突，弯行经过冠状缝达顶骨侧面后份，继而转向前下，

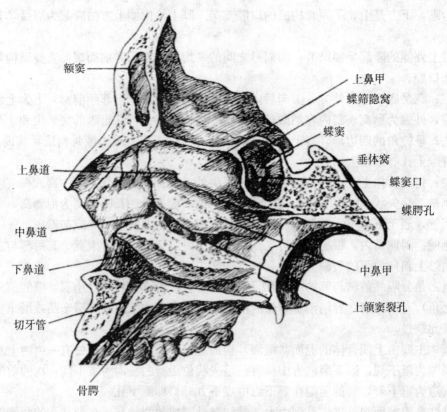

图1-2 骨性鼻腔外侧壁

止于乳突前方的颞线，此线即颞窝的前、上、后界。辨认蝶骨大翼、额骨、顶骨及颞骨。观察额、蝶、顶、颞四骨交汇处呈"H"形的翼点，距颧弓约4cm。

颞下窝：前界为上颌骨体，外侧界为下颌支，内侧界为翼突外侧板，下界与后界空缺。观察颞下窝内侧壁在上颌骨体与蝶骨翼突外侧板间的裂隙——翼上颌裂。

翼腭窝（图1-3）：把颧弓、下颌骨去掉来观察翼腭窝。先辨认构成此窝的骨，后方为翼突，前方为上颌骨体，内侧为腭骨垂直板（在颅的正中矢状切面，去掉鼻中隔的标本上可见到），在三骨之间的不规则的狭窄间隙即翼腭窝，此窝的外侧壁即翼上颌裂。可用探针来观察翼腭窝的交通。在内侧借蝶腭孔通鼻腔，向后上借圆孔通颅中窝，向前经眶下裂通眶腔，借翼突根部的翼管向后通颅底外面，向外经翼上颌裂通颞下窝，向下移行为翼腭管，经翼腭管下端的开口（位于骨腭后外侧）——腭大孔通口腔。

（5）颅底外面观（图1-4）：前界为上颌骨的牙槽弓，后方至枕骨上项线（从枕外隆凸到乳突的骨性隆起），两侧以颧弓、乳突为界。

先观察颅底外面前部由上颌骨腭突和腭骨水平板构成的骨腭（两骨以中偏后、横行的骨缝为界，前方为上颌骨的腭突，后方为腭骨水平板）。骨腭正中线前端的孔是切牙管的开口，骨腭后外侧份有一对腭大孔。骨腭的后缘构成鼻后孔的下界，一对鼻后孔中部是犁骨，在鼻后孔的外侧可见到翼突内、外侧板。再找到乳突，两侧乳突之间可见一较大的孔即枕骨大孔。枕骨大孔位于颅底外面后部中央，孔的前外侧有左、右各一呈椭圆形的光滑突起，即枕髁。枕髁后方有一窝，窝底有一孔即髁孔。枕髁前外侧偏上有一孔为舌下神经管外口。枕髁前、中1/3交界处外侧有一窝为颈静脉窝，窝底有一不规则的孔为颈静脉孔，孔的外侧有一

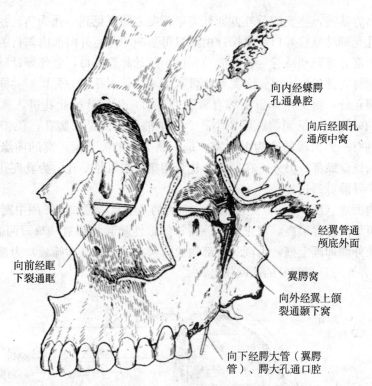

向内经蝶腭
孔通鼻腔

向后经圆孔
通颅中窝

经翼管通
颅底外面

翼腭窝

向外经翼上颌
裂通颞下窝

向前经眶
下裂通眶

向下经腭大管（翼腭
管）、腭大孔通口腔

图 1-3　翼腭窝的交通

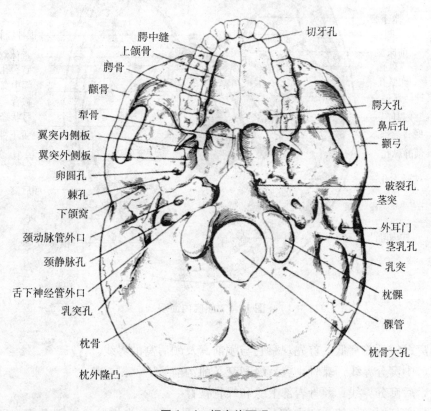

腭中缝　　　　　　　　　切牙孔
上颌骨
腭骨
颧骨　　　　　　　　　　腭大孔
犁骨　　　　　　　　　　鼻后孔
翼突内侧板　　　　　　　颧弓
翼突外侧板
卵圆孔　　　　　　　　　破裂孔
棘孔　　　　　　　　　　茎突
下颌窝
颈动脉管外口　　　　　　外耳门
颈静脉孔　　　　　　　　茎乳孔
　　　　　　　　　　　　乳突
舌下神经管外口　　　　　枕髁
乳突孔　　　　　　　　　髁管
枕骨　　　　　　　　　　枕骨大孔
枕外隆凸

图 1-4　颅底外面观

细长的骨性突出为茎突，茎突的后外方即乳突，两突之间可见到一孔为茎乳孔。在颈静脉孔前方有一圆形孔是颈动脉管外口，拿探针由此口可通向一由后外向前内斜行的骨性管道，位于颞骨岩部前半部分即颈动脉管，管的前端开口为颈动脉管内口，紧邻颈动脉管内口的前内侧有一孔，由颞骨岩部尖端、蝶骨大翼和枕骨基部（枕骨大孔前方骨质）共同围成，此孔即破裂孔，在破裂孔处，翼突内侧板根部有翼管的开口，用探针经此孔进入翼管，前通翼腭窝。在破裂孔的外侧，可见到前、后 2 个孔。居于前内侧的是卵圆孔，位于后外侧的是棘孔。棘孔的外侧有一大而浅的窝为下颌窝，是下颌关节的关节窝，窝的前缘隆起为关节结节，窝的后界为颞骨鼓部。另外，在颞骨与枕骨相接处常可见一孔，为乳突孔，向颅内通乙状窦沟，有乳突导静脉通过。

（6）颅底内面观（图 1-5）：先辨认自前向后的 3 个窝，颅前窝、颅中窝和颅后窝。

颅前窝：可见其位置最高。窝正中有一高耸的骨性隆起为鸡冠。鸡冠两侧有 15～20 个小孔是筛孔，孔外侧即眶上壁，由额骨眶部构成孔所在的位置（即筛板）为鼻腔的顶（即上壁）。在颅前窝各处可见到明显的脑回压迹。

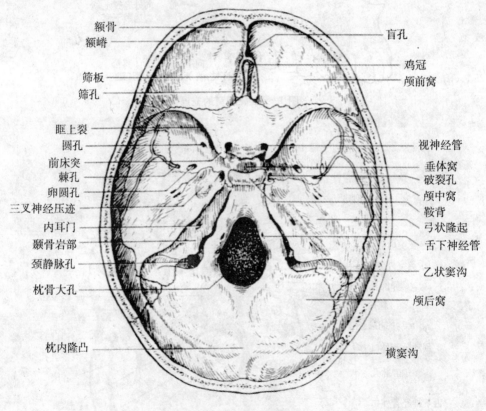

图 1-5　颅底内面观

颅中窝：较颅前窝低。首先观察它与颅前窝及颅后窝的界线。

颅前、中窝分界线：蝶骨小翼后缘和交叉前沟前缘。

颅中、后窝分界线：颞骨岩部上缘和蝶骨鞍背。

下面观察颅中窝内部。窝中部一接近方形的骨性隆起为蝶鞍。蝶鞍上部一凹陷即垂体窝。在垂体窝的前方有一横行的骨性突出为鞍结节。鞍结节前方有一横位的浅沟，即交叉前沟。沟的两侧通向位于眶尖部的视神经管。在视神经管的外侧有左、右各一的薄锐的骨性突出即蝶骨小翼。在蝶骨小翼的下方可见到眶上裂。蝶骨小翼后缘的内侧膨大突出，称前床突。垂体窝后方高耸的四方形骨板为鞍背，其两端略突出，即后床突。再观察垂体窝两侧，各有一紧靠垂体窝呈矢状位的浅沟，为颈动脉沟，沿沟向后可见到颞骨岩部尖端的颈动脉管内口。在颈动脉管内口的前下方，紧邻有破裂孔。

在眶上裂内侧端，蝶骨大翼根部起始处，位于蝶鞍两侧，可见到由前内向后外排列的3个孔，分别是圆孔、卵圆孔和棘孔。从棘孔起向颅侧壁有树枝状的沟延伸，其中有一位于前部的浅沟一直延伸到翼点内面（此处可为沟压迹，也可是骨管）。再向后观察颞骨岩部。前面中份有一隆起为弓状隆起，此隆起与颞骨鳞部之间的骨板即鼓室盖。颞骨岩部近尖端处有一微凹的浅沟为三叉神经压迹。

颅后窝：首先可见其位置最低。在窝中央的大孔即枕骨大孔。在枕骨大孔前方有一斜行的骨面为斜坡。在枕骨大孔后方正中有一呈矢状位的骨嵴为枕内嵴，向后上延续为一骨性突出即枕内隆凸，隆凸两侧呈冠状位的浅沟为横窦沟，延续到颞骨乳突内面，最终通向枕骨大孔两侧的2个较大裂孔的沟为乙状窦沟，其末端的孔为颈静脉孔。在枕骨大孔两侧前部可看到一对小孔为舌下神经管内口。再观察颞骨岩部，后面近中部有一孔为内耳门。在内耳门的后下方可见到一裂隙为前庭水管外口。沿枕骨基底部侧缘与岩部前端后缘处有一浅沟，为岩下沟；岩部上缘有一浅沟，从前内走向后外，为岩上沟。

（7）颅后面观：可见到一非常明显的骨性突出，居后面中部为枕外隆凸。枕外隆凸向两侧延续到乳突有一弧形隆起为上项线。观察枕外隆凸上方的骨缝，位于顶骨与枕骨之间为人字缝。在人字缝上方可见到部分矢状位走行，位于两顶骨之间的矢状缝。

3．新生儿颅的整体现　首先可见面颅（前下部）与脑颅（后上部）相比所占比例较小。眶间距较宽。眉弓上方的额结节和顶骨中部的顶结节很突出，使颅顶呈"五角形"。在颅盖各骨之间为结缔组织，可见矢状缝前端的前囟（呈菱形）及矢状缝后端的后囟（呈三角形）。

七、思考题

1．试述翼腭窝的交通。
2．简述骨性鼻腔组成。
3．简述眶腔组成。
4．小儿颅内高压易误诊的原因？

（徐　浩）

第三节　附肢骨骼

一、预习要求

预习四肢骨的名称、位置排列及主要结构。肩胛骨、肱骨、尺骨、桡骨、髋骨、股骨、胫骨和腓骨的主要结构。躯干骨，上、下肢骨的重要体表标志－肩胛冈、肩胛下角、肩峰、肱骨大结节及内、外上髁、桡骨头、尺骨鹰嘴、桡骨与尺骨茎突、豌豆骨，髂前上棘、髂棘、内外踝等。

二、重点

（一）四肢骨的名称、位置排列及主要结构。

（二）肩胛骨、肱骨、尺骨、桡骨、髋骨、股骨、胫骨和腓骨的主要结构。

三、难点

髋骨的主要结构。

四、标本教具

（一）标本

1. 新鲜猪股骨；煅烧骨；脱钙骨。

2. 附肢骨骼：锁骨、肩胛骨、肱骨、桡骨、尺骨、完整手骨标本；髋骨、完整骨盆标本、股骨、胫骨、腓骨、完整足骨标本。

（二）挂图

运动系统骨学全套挂图。

五、注意事项

1. 煅烧骨为经过燃烧的骨，质地十分松脆；不能用劲捏拿，注意避免其粉碎。

2. 人体全身骨架为穿制而成的骨骼标本，注意不要在骨与骨的连接处暴力扭转，造成断裂。

六、教学内容

（一）上肢骨

1. 锁骨　首先在全身骨骼标本上辨认出锁骨所在的位置：横架于胸廓前上方，左、右各一。然后拿起一根锁骨，观察它的形态特点：其上面光滑，下面粗糙。两端之中有一端圆钝，另一端扁平。其中圆钝端是它的内侧端即胸骨端，而扁平端则是它的外侧端即肩峰端。再看锁骨的全长，呈"～"形，它的 2/3 是凸向前的，在内侧；剩余 1/3 是凸向后的，在外侧。这样，就不难辨认出你手中所持锁骨是哪一侧的了。

2. 肩胛骨　先观察肩胛骨在全身骨骼标本上所居位置：贴伏于胸廓的后外侧，左、右各一。然后，取下一个肩胛骨，观察其形态特点：为一三角形扁骨。既然是三角形，它就有 3 个角，3 个边（缘）。又因为是典型的扁骨，所以就有 2 个面。先来观察它的 2 个面：你会发现一个面有一大的浅窝，这个面是前面，窝即肩胛下窝；另一个面则为后面，被一横位的骨嵴——肩胛冈分成上、下 2 个窝，上方的是冈上窝，下方的是冈下窝。肩胛冈的外端游离，形成一个上下略扁的结构为肩峰，肩峰居于肩胛骨的外上方。再看肩胛骨的 3 个角，有一个角较肥厚，末端为浅梨形的光滑面，这个角为外侧角，也称关节盂，在关节盂的上、下各有一粗涩的结节，即盂上结节和盂下结节。知道了肩胛骨的前、后面和外侧角，你手中所拿的肩胛骨为哪一侧的已能分辨出来。定位后，观察其另外两角，即上角和下角。在全身骨骼标本上，上角约平第 2 肋，下角约平第 7 肋。最后观察肩胛骨的 3 个边，即 3 个缘。上缘薄而短，其近外侧角处有一向前弯曲的指状突起，为喙突，在喙突根部的内侧有一凹陷，为肩胛切迹。外侧缘厚，因朝向腋窝，也称腋缘；内侧缘薄锐，因邻近脊柱，也称脊柱缘。

3. 肱骨　先辨认肱骨在全身骨骼标本上所居位置：臂部，左、右各一。然后，手持一个肱骨，观察其形态特点：为典型的长骨，分为一体两端。先观察两端：一端有半球形的光滑面，为上端；另一端则为下端。上端的半球形光滑面为肱骨头，朝向内侧并稍向后方。这样，就能区分开手中的肱骨为哪一侧的了。在肱骨头的周围有环形缩窄部，为解剖颈。肱骨头的外侧和前方各有一隆起，外侧的是大结节，内侧的是小结节。两结节之间的凹陷为结节间沟。大、小结节向下延伸的骨嵴为大结节嵴和小结节嵴。肱骨上端与体交界处稍细，为外科颈。

再观察下端：前面有个光滑面，内侧的呈滑车状，为肱骨滑车；外侧的是半球形，为肱骨小头。在滑车的上方有一凹窝，为冠突窝；在肱骨小头上方也有一凹窝，为桡窝。观察下端的后面，会看到在滑车的上方有一稍大的凹窝，为鹰嘴窝。在下端的两侧各有一个突起，内侧的是内上髁，外侧的是外上髁。在内上髁的后下方有一浅沟，为尺神经沟。最后观察肱骨体：体上部呈圆柱形，下部呈三棱柱形。体中部的外侧有粗糙的隆起，为三角肌粗隆，粗隆后方有由内上斜向外下的浅沟，为桡神经沟。体中部的内侧面有向上开口的滋养孔。

4. 桡骨　首先在全身骨骼标本中辨认桡骨所居位置：前臂两骨中位于外侧者，左、右各一。然后，手持一个桡骨，观察其形态特点：为长骨，分一体两端。先观察两端：一端稍膨大，呈象棋子形，为上端；另一端则为下端。上端的膨大为桡骨头，头上面的凹陷为关节凹。头周围环状光滑面称环形关节面。下端也膨大，但呈扁形，且前凹后凸，有一凹陷的光滑面（尺切迹）居内侧。另外，下端有一显著的突出，为桡骨茎突，居外侧。下端的下面有一光滑的面，为腕关节面。最后观察体：体的上端与桡骨头相接处缩细，为颈。颈的下方内侧有朝向前内侧的突起，为桡骨粗隆。整个桡骨体呈三棱柱形，内侧缘锐薄，为骨间缘。体前面中部稍上方有向下开口的滋养孔。

5. 尺骨　首先辨认在全身骨骼标本上尺骨所居位置：前臂两骨中位于内侧者，左、右各一。然后，手持一尺骨，观察其形态特点：为长骨，分一体两端。先观察两端：一端较粗大，上有深的凹陷，为上端；另一端则为下端。上端的深陷为滑车切迹，位居上端前面。切迹的前下和后上各有一突起，前方的是冠突，后方的是鹰嘴。冠突外侧面有一小光滑面，为桡切迹。冠突的前下方的粗糙隆起为尺骨粗隆。再观察下端：下端较小，为尺骨头，其前、外、后有光滑的环状关节面。下端还有一小的突出，为尺骨茎突，位于下端后内侧，呈锥状。最后观察体：尺骨体大部呈棱柱形，外侧缘锐利为骨间缘。体中部稍上的前面有向下开口的滋养孔。

6. 腕骨　首先在全身骨骼标本上观察腕骨（共8块）所在位置：手部近侧。8块腕骨排成近侧、远侧2列，每列4块。

(1) 舟骨：位于近侧列桡侧第1块。舟骨细长，2个光滑的关节面为其上、下两面，上面凸，下面凹。掌侧略粗糙，背侧较光滑。

(2) 月骨：位于近侧列桡侧第2块。月骨侧面观呈半月形，掌侧呈较宽的四方形，背侧尖窄，上面凸隆，下面凹陷。

(3) 三角骨：位于近侧列桡侧第3块。三角骨呈锥形，内侧粗糙，下面凸凹不平，掌侧有卵圆形关节面。

(4) 豌豆骨：位于近侧列桡侧第4块。豌豆骨是腕骨中最小的，掌面粗糙而凸隆，背面光滑。

(5) 大多角骨：位于远侧列桡侧第1块。大多角骨上面凹陷，下面呈鞍状，掌面有嵴状隆起。

(6) 小多角骨：位于远侧列桡侧第 2 块。小多角骨近似楔形，从侧方看略似"靴子"形，"靴子"底朝向背面，"靴子"尖朝向前。

(7) 头状骨：位于远侧列桡侧第 3 块。头状骨的头部呈球形膨大，居上方。下面被 2 条微嵴分成 3 个关节面。3 个关节面呈矢状位，呈内、中、外排列。

(8) 钩骨：位于远侧列桡侧第 4 块。钩骨呈楔形，下面被一道微嵴分为两部，内、外 2 个呈矢状位的关节面。掌面上部有一明显的突出——"钩"。

7. 掌骨　首先在全身骨骼标本上辨认掌骨所居位置：手中部，共 5 块。观察掌骨形态：为长骨，分一体两端。先看两端：一端膨隆，呈圆形光滑的关节面，此端为下端，亦称掌骨头。另一端上有凹陷的光滑关节面，为上端，亦称掌骨底。其中，呈鞍状掌骨底的为第 1 掌骨。其余 4 块中以第 3 掌骨为最长，第 2 掌骨次之，第 4 掌骨比第 2 掌骨略短，第 5 掌骨最短。最后观察体：掌面略凹，背面平，横断面呈三角形，前缘将掌面分为前内侧面和前外侧面。每个掌骨体内侧面或外侧面的中 1/3 处可见一个明显的滋养孔。

8. 指骨　首先在全身骨骼标本上辨认指骨所居位置：手部远侧，共 14 块。近节指骨最长（共 5 块。拇指近节指骨最粗，中指近节指骨最长，依次略短为示指、环指、小指）；中节指骨次之（共 4 块，中指中节指骨最长，依次略短为环指和示指，长度基本相等，小指最短）；末节指骨最短（共五块。长度基本相等）。观掌指骨形态：为长骨，分一体两端。先看两端：一端呈滑车状光滑关节面为下端，即指骨滑车，末节指骨下端掌面粗糙，形成远节指骨粗隆。另一端则为上端，呈微凹的光滑关节面，即指骨底。而远节指骨底加宽，有 2 个侧结节，其间有一倒置的"V"形嵴。最后观察指骨体：掌面微凹，背面平。

(二) 下肢骨

1. 髋骨　首先在全身骨骼标本上观察髋骨所居位置：身体中部，构成骨盆的前、外侧壁。然后，手拿一块髋骨，观察其形态特点：为一不规则骨，上部扁阔；中部窄厚，有一深窝；下部有一大孔。髋骨中部的深窝为髋臼，居外侧；扁阔上部内面有一外形似"耳"状的粗糙面，居后方。这样，你便能分出手中所持髋骨为哪一侧的了。

髋骨是由髂骨、坐骨和耻骨 3 块独立的骨长合而成。16 岁以前，3 骨仅借软骨彼此结合，3 骨会合于髋臼。16 岁左右，软骨结合处开始骨化，使 3 骨逐渐融合为一体。分别来观察这 3 个组成部分。

(1) 髂骨：可分为体和翼两部分。体构成髋臼后上方的 2/5 弱，翼是从体向后外扩展的扇样骨板。观察翼：翼的上缘厚，称髂嵴。髂嵴的前端突出为髂前上棘，其下方的另一突起为髂前下棘。两棘之间为一凹陷。在髂前上棘的上后方 5~7cm 处，髂嵴的外唇有向外的突起，为髂结节。髂嵴的后端亦有 2 个突起。上方的为髂后上棘，下方的为髂后下棘。两棘之间有一较小的凹陷。髂骨翼内面一大而浅的凹陷为髂窝。髂窝的下界为一由后上走向前下的钝圆骨嵴，为弓状线。翼后下方粗糙的、外形似"耳"状的面为耳状面。耳状面后上方凹凸不平的结构为髂粗隆。髂骨翼外面亦即臀面。

(2) 坐骨：是髋骨的后下部，分体和支两部分。坐骨体上份较肥厚，构成髋臼的后下 2/5 强；体下份呈三棱柱形，后缘有一三角形的突起，为坐骨棘。坐骨棘与其上方的髂骨翼之间有一大的凹陷，为坐骨大切迹；坐骨棘下方有一小的凹陷，为坐骨小切迹。坐骨体下端向前、上、内延伸为较细的结构即坐骨支。坐骨体、坐骨支移行处的后部是一肥厚而粗糙的隆起，为坐骨结节。

（3）耻骨：是髋骨的前下部分，亦分体和支。耻骨体构成髋臼前下 1/5，与髂骨结合，在弓状线的前、下、外方有一隆起，为髂耻隆起。体从髂耻隆起处向前内伸出的结构即耻骨上支，其末端急转向下，为耻骨下支。耻骨上、下支移行处内侧的椭圆形粗糙面即耻骨联合面。耻骨上支上面有一锐利的骨嵴为耻骨梳，向后上与弓状线相移行；向前下末端形成一突出，为耻骨结节。耻骨结节到中线处的粗糙隆起为耻骨嵴。

最后观察：髋骨下份的大孔为闭孔，由耻骨与坐骨围成。髋臼内有一大半环形的光滑面，为月状面；粗糙的中部为髋臼窝。髋臼缘下份缺如，即髋臼切迹。

2. 股骨 首先在全身骨骼标本上观察股骨的位置：大腿部，长度约为身高的 1/4，为长骨，分一体两端。手拿一根股骨，你会发现其有一端明显突起的球形结构，下方缩细，这一端为上端，球形的结构为股骨头，朝向内上方。再看骨的中部，体并不直，呈略弓状，弓形突出向前，这样你已能区分出手中所持有的股骨为哪一侧的。先观察股骨两端：上端的股骨头较光滑，头中央有一小窝，为股骨头凹。头下方缩细的结构为股骨颈，长约 5cm，颈上有多个供血管通过的孔。颈与体大致成 120°～130°的夹角。颈与体交界处有 2 个隆起，一个位于外上方，为大转子；另一个位于后内侧，为小转子。在两个转子之间，在股骨前面、后面均有斜行走向的突出结构相连，前方的为转子间线，后方的为转子间嵴。接着，来观察下端：下端膨大形成 2 个隆起，居内、外侧，分别为内侧髁和外侧髁。两髁在前、下、后均连成光滑面，其中前面为髌面。在内侧髁的内侧面和外侧髁的外侧面均有一小的突出，分别为内上髁和外上髁。在内上髁的上方又有一小突起，为收肌结节。最后观察股骨体：略弓向前，上段呈圆柱形，中段呈三棱柱形，下段前后略扁。骨表面光滑，体的后面有一条纵行的骨嵴，为粗线。粗线向上展开，形成内、外 2 个粗糙面，分别为耻骨肌线和臀肌粗隆；粗线中部两侧有伴行的骨性突出，分居内、外侧，为内侧唇和外侧唇。

3. 髌骨 首先在全身骨骼标本上辨认髌骨的位置：股骨下端前面。观察髌骨，一面粗糙，另一面光滑。粗糙面为前面，光滑面为后面。后面被一纵嵴分为两部分。髌骨周缘有一侧较尖，为其下缘，下缘对应的上缘较宽。

4. 胫骨 首先在全身骨骼标本上观察胫骨所居位置：小腿两骨位于内侧者，为长骨，分一体两端。先来看两端：一端明显膨大，为其上端，另一端则为下端。上端与体交界处有一矢状位的明显隆起，为胫骨粗隆，居前。这样，我们已能区分出所观察的胫骨为哪一侧的了。

胫骨上端的上面有 2 个微凹的关节面，分居内、外侧，分别为内侧髁和外侧髁。两髁之间有一矢状位走行的隆起，为髁间隆起。在外侧髁的后下方一小而平坦的光滑面，为腓关节面。两髁的前下方为胫骨粗隆。再观察下端：稍膨大，内侧有一向下的突出，为内踝。下端的外侧面有一沟形凹陷，为腓切迹。下端的下面和内踝的外面均为光滑的关节面。最后观察体：呈三棱柱状，3 个棱即 3 个缘，分居前侧、内侧和外侧（骨间缘）。由 3 缘之间形成了内、外、后 3 个面。体后面上部有一由外上斜向内下的粗糙线，为比目鱼肌线，此线下方有向上开口的滋养孔。

5. 腓骨 首先辨认腓骨在全身骨骼标本上的位置：小腿两骨居外侧者，为长骨，分一体两端。然后，手持一根腓骨，观察其形态：其两端均膨大，但其中一端有一凹窝，此窝为外踝窝，这一端为下端，外踝窝的位置在下端的内后方。这样，你已能区分出所拿腓骨为哪一侧的了。先看其两端：上端稍膨大，为腓骨头。头的内上方有光滑的关节面。头的下方缩细为腓骨颈。下端亦膨大，外侧明显突出为外踝。外踝的内侧面较光滑。最后观察体：细长，内侧缘明显突出。

6. 跗骨　首先观察跗骨在全身骨骼标本上的位置：足部近侧共7块，为短骨，排成前、中、后3列。

(1) 距骨：位于后列上方。可分头、体、颈3部分。头，为向前下方的突出，前端圆隆。头后方缩细的为颈，颈后占距骨大部分的是体。体的上部为滑车，滑车内侧面为一半月形关节面；外侧面为一三角形关节面。体的中间凹陷，两边突出，形成鞍形，前宽后窄。体的下部有与跟骨相关节的前、中跟关节面及由后内斜向前外的距骨沟。

(2) 跟骨：位于后列下方，跟骨为最大的跗骨，呈不规则的长方形，前部窄小，后部宽大，向下移行于跟骨结节。在跟骨的内侧有一隆起，为载距突，跟骨的上面有3个关节面：后关节面最大，中关节面位于载距突上，有时与前关节面相连。

(3) 足舟骨：位于足中部内侧份。足舟骨的后面凹陷；前面有左、中、右3个大小不同的关节面；内侧缘有一向下垂的突起，为舟骨粗隆。

(4) 楔骨：共3块，位于前列内侧，由内向外为内侧、中间、外侧楔骨。内侧楔骨最大，外侧楔骨次之，中间楔骨最小。内、外侧楔骨的宽面朝上，窄面朝下；中间楔骨的宽面朝下，窄面朝上。

(5) 骰骨：位于前列外侧。骰状骨，下面有一沟，后面的突起为骰骨粗隆，位于跟骨平面以下。

7. 跖骨　首先确认跖骨在全身骨骼标本上的位置：足中部，共5块。由内向外依次为第1到第5跖骨。观察其形态：属长骨，有一体两端。第1跖骨最短，第5跖骨最长，第2、3跖骨长度近似，第4跖骨略次之，第1、5跖骨有一端膨大非常明显为近端（即底），第5跖骨底形成的向外后方的突出，为第5跖骨粗隆，第2～4跖骨的一端有一居外侧斜行的沟，此端为底，跖骨的另一端为头，略膨大，第1跖骨头特别向前突出。

8. 趾骨　首先辨认趾骨在全身骨骼标本中的位置：足远部，共14块。近节趾骨最长（共5块，姆趾近节趾骨最粗，其余4趾近节趾骨长度近似）。中节趾骨次之（共4块，趾没有中节趾骨，第2、3趾中节趾骨长度大于第4、5趾的长度）。远节趾骨最短（共5块，姆趾远节趾骨最粗、最长，其余4趾长度近似）。观察趾骨形态：为长骨，分一体两端，近端膨大略大于远端膨大，近端即底。近、中节趾骨远端为滑车，远节趾骨远端膨大为粗隆。第5趾的中、远节趾骨常融合在一起。

七、思考题

1. 试述股骨和肱骨的形态特点。
2. 简述肩胛骨的形态学特点。

（徐　浩）

14

第二章　关节学

第一节　中轴骨连结

一、预习要求

预习椎间盘的形态结构，前纵韧带、后纵韧带、黄韧带的位置和功能。椎弓间的连结概况。脊柱的整体观。脊柱的生理性弯曲及运动。肋与胸骨和胸椎的连结。胸廓的构成、胸廓上口和胸廓下口的形态及围成。骨性胸廓的整体观和运动及年龄变化和性别差异。颅骨连结的主要形式、颞下颌关节的组成、结构特点及运动。

二、重点

脊柱与胸廓的组成及其形态特征。

三、难点

颞下颌关节、颅与脊柱间的连接。

四、标本教具

（一）标本

1. 整体骨架。

2. 部分矢状切椎骨间连结标本，环枢关节标本、幼儿及成年整颅，颞下颌关节标本，肋椎连结标本，胸锁及胸肋关节标本。

（二）挂图：各部关节学。

五、注意事项

要求爱护教具，结合本课的教具标本，具体介绍其使用、保管方法。

六、教学内容

（一）躯干骨连结

1. 脊柱

（1）在全身骨骼标本上辨认组成脊柱的 7 块颈椎、12 块胸椎、5 块腰椎、1 块骶骨及尾骨。

（2）在一段脊柱标本的矢状切面（图 2-1）、水平切面（图 2-2）上观察。

各椎骨之间的连结：首先观察位于椎体之间的椎间盘、前纵韧带、后纵韧带。

椎间盘：连结相邻两个椎体的纤维软骨盘，由中心部分胶状富有弹性的髓核和周边部分多层按同心圆排列的纤维软骨环两部分构成。

前纵韧带：位于椎体前面，宽而坚韧，与椎体和椎间盘牢固连结。

后纵韧带：位于椎体后面，窄而坚韧，与椎间盘纤维环及椎体上、下缘紧密连结，而与椎体结合较为疏松。

接下来观察椎弓间的连结：黄韧带、棘间韧带、棘上韧带、横突间韧带、关节突关节。

黄韧带：位于椎管后外侧，黄色，在相邻两椎弓板之间协助围成椎管，在后正中线处留有小裂隙。

棘上韧带：是连结胸、腰、骶椎各棘突尖的纵长韧带，其前方与棘间韧带融合。在颈部，从颈椎（第2～7颈椎）棘突尖向后扩展成三角形板状的弹性膜，为项韧带。项韧带向上附于枕外隆凸和枕外嵴，向下在第7颈椎棘突外续于棘上韧带。

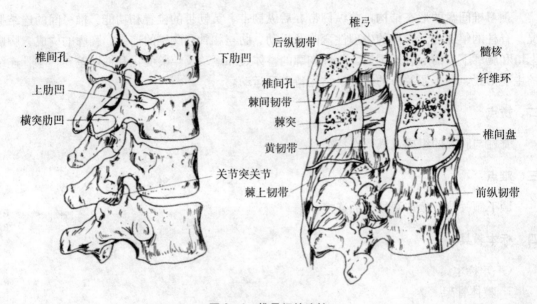

图 2-1　椎骨间的连接

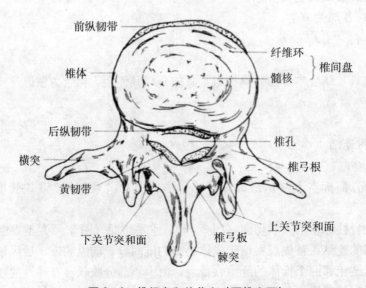

图 2-2　椎间盘和关节突（腰椎上面）

16

横突间韧带：连结于相邻椎骨横突之间，常呈圆索状。

关节突关节：由邻位椎骨的上、下关节突构成，关节面有透明软骨覆盖，关节囊附于关节面周缘，多属平面关节。每对椎骨的左、右关节突关节属于联合关节。

（3）在完整的脊柱标本上观察。前面观：椎体由上向下依次加大，自骶骨耳状面以下突然变小。椎间盘在中胸部最薄，颈部较厚，腰部最厚。

侧面观：有4个生理弯曲。颈段和腰段呈凸向前的颈曲和腰曲；胸段和骶段呈凸向后的胸曲和骶曲。

后面观：各椎棘突并不是都在后正中线内，因各椎棘突都可能稍有偏斜。同时，正常的脊柱轻度侧屈是存在的。在一系列棘突的两侧是2条纵沟，为脊椎沟。此沟在颈部最浅，在胸部最深，在腰部介于两者之间。惯用右手的人，脊柱胸段上部略向右侧凸曲，下部则代偿性地凸向左，反之亦然。

椎管：几乎贯穿脊柱全长，由全部椎骨的椎孔串连而成，在颈部和腰部较为宽大。椎管上方经枕骨大孔通颅腔；下端终于骶管裂孔；两侧通向24对椎间孔和骶前、后孔；后方，两侧黄韧带之间有小裂隙。

椎间孔：是椎管与管外相通的孔道，实际是"管"。孔的前界是邻位椎体之间的椎间盘和紧邻椎间盘的部分椎体；上界和下界是上位椎骨的椎下切迹和下位椎骨的椎上切迹；后界是两椎骨关节突关节。

2. 胸廓

（1）在全身骨骼标本上辨认组成胸廓的12块胸椎、12对肋骨和1块胸骨。

（2）在一段胸椎与肋骨相连结标本及打开其肋头关节、肋横突关节的关节腔的标本上观察（图2-3）。

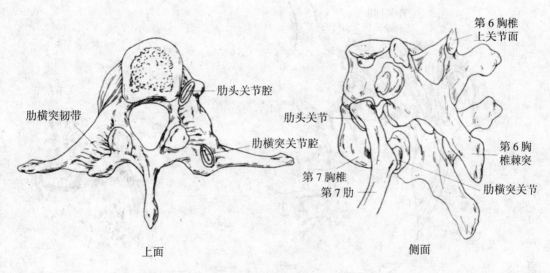

图2-3 肋椎关节

肋头关节：由肋头的上、下关节面与相应的邻位胸椎体的下、上肋凹及其间的椎间盘构成。（第1及第10～12肋头仅有1个关节面，故仅与相应的胸椎相关节）。肋头的关节囊附于关节面周围，并由囊前方的韧带加强。

肋横突关节：由肋结节关节面与胸椎横突肋凹连结构成。关节囊附于关节面周围。关节周围有韧带加强。

（3）在胸骨与两侧肋软骨相连结及其一侧为冠状切面标本上观察。

胸肋关节：为肋软骨与胸骨间的连结。第1肋软骨与胸骨间为软骨结合；第2～7肋软骨与胸骨的肋切迹构成滑膜关节，关节囊附着于关节面周缘，囊的前、后面有韧带加强。

（4）在完整的骨性胸廓标本上观察：胸廓有上、下两口及相互延续的前、后和两侧壁。上口较小，肾形，由第1胸椎、第1对肋及胸骨柄上缘围成。上口的前缘比后缘低约2个椎骨。下口宽阔，由第12胸椎、第12对肋、第11对肋、两侧肋弓和剑突围成。两侧肋弓在前正中线相接，形成向下开放的胸骨下角，角内夹有剑突。胸廓前壁最短，由胸骨、上10对肋软骨及肋骨前端构成；后壁较长，由脊柱胸段及肋角内侧的肋骨部分构成；外侧壁最长，由肋骨构成，突向两侧。

邻位肋之间的空隙为肋间隙。

（二）颅骨的连结

在完整的颅骨上观察缝：冠状缝、矢状缝、人字缝和蝶顶缝等。

在颅底内面观察由软骨骨化形成的骨性结合：蝶枕软骨结合（蝶骨体后面与枕骨基底部之间）、蝶岩结合、岩枕结合。

在头部侧面观、暴露颞下颌关节标本上观察（图2-4）：颞下颌关节由下颌骨的下颌头与颞的下颌窝和关节结节构成。其关节面表面覆盖有纤维软骨。关节囊上方附于下颌窝及关节结节周缘，关节结节完全在关节囊内；下方附于下颌颈。囊外有外侧韧带加强（由颧弓到下颌头和下颌颈）。关节囊内有纤维软骨构成的关节盘。关节盘前部凹向上，后部凹向下，其周缘融合于关节囊，将关节腔分成上、下两部分。

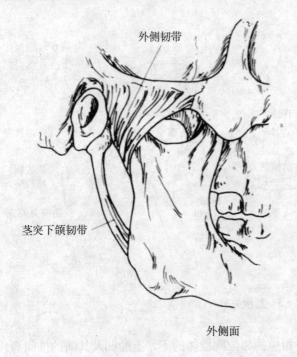

外侧面　　　　　　　　　　矢状切面

图2-4　颞下颌关节

七、思考题

1. 简述椎体的连结。

2. 简述椎弓的连结。

3. 硬膜外麻醉时，穿刺针头进入硬膜外腔需经过哪些结构？

4. 根据连结椎骨各结构的特点，分析为什么髓核易突出？易向哪个方向突出？突出后病人产生症状的解剖学基础是什么？

（徐　浩）

第二节　附肢骨连结

一、预习要求

预习胸锁关节、肩关节、肘关节、桡腕关节的组成、结构特点及运动。腕掌关节、掌指关节和指间关节的组成、结构特点及运动。

二、重点

（一）滑膜关节的结构。

（二）六大关节的形态、结构特点和运动方式。

三、难点

关节的运动形式。

四、标本教具

（一）标本

1. 整体骨架。

2. 肩关节整体标本，肩关节矢状节标本，肘关节整体标本，手关节冠状标本，上肢骨连结整体标本。

3. 骨盆（干、湿标本），髋关节整体标本，膝关节整体及矢状切标本，足关节整体，水平切标本，下肢骨连结整体标本，足湿标本。

（二）挂图：各部关节学

五、注意事项

要求爱护教具，结合本课的教具标本，具体介绍其使用、保管方法。

六、教学内容

（一）上肢骨连结

1. 胸锁关节　在锁骨与胸骨相连结及其冠状切面的标本上观察（图 2-5）：胸锁关节由锁骨的胸骨端和胸骨柄的锁切迹及第 1 肋软骨构成。关节囊强韧，其前、后及上方均有韧带加强，第 1 肋和锁骨之间也有韧带相连。关节内有纤维软骨构成的关节盘。关节盘的下份与第1肋软骨、关节盘的上份与锁骨关节面的上缘结合特别紧密。关节盘将关节腔分为上外和内下两部分。

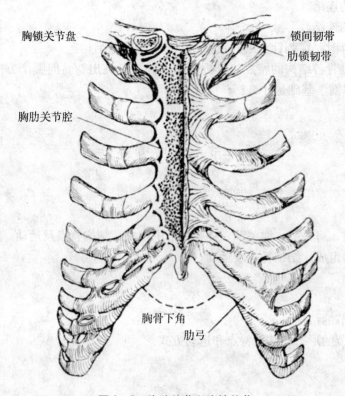

图 2-5　胸肋关节和胸锁关节

胸锁关节绕矢状轴使锁骨外侧端升降；绕垂直轴使锁骨外侧端向前、后移动；经冠状轴能做轻微的旋转运动。

2. 肩锁关节　在锁骨与肩胛骨连结标本上观察：肩锁关节由肩峰和锁骨肩峰端的关节面构成。关节囊的上、下都有韧带加强。肩锁关节属平面关节，微动。

3. 喙肩韧带　在肩胛骨本身连结的标本上观察：连于喙突与肩峰之间的韧带。

4. 肩关节　在肩部与臂部相连结、暴露肩关节腔的标本上观察：肩关节由肱骨头和肩胛骨的关节盂构成。关节囊薄而松弛，上方在盂的周缘附着；向下附于肱骨解剖颈，其内侧份的附着处低达外科颈。关节囊的上壁有喙肱韧带加强；上壁、前壁、后壁还有腱纤维编入以加强囊壁，下壁无类似的韧带和腱纤维加强，最薄弱。关节腔内可见：关节盂的周缘附有纤维软骨构成的盂唇；肱二头肌长头腱起自盂上结节，向外经结节间沟突出囊外，腱表面有滑膜包裹。

肩关节为全身最灵活的关节，属多轴关节。绕冠状轴的屈、伸总和为 $110°\sim140°$，屈大于伸；绕矢状轴的外展为 $40°\sim60°$，臂继续抬高则伴有肩胛骨的转动；绕垂直轴的旋内、旋外总和为 $90°\sim120°$，旋内大于旋外；并能做环转运动。

5. 肘关节　在臂部与前臂部相连结，暴露肘关节的标本上观察（图 2-6）：肘关节是由肱骨下端和桡、尺骨上端构成的复关节。肘关节有 3 个组成部分：由肱骨小头与桡骨关节凹构成的肱桡关节；由肱骨滑车与尺骨滑车切迹构成的肱尺关节；由桡骨头环状关节面与尺骨桡切迹构成的桡尺近侧关节。

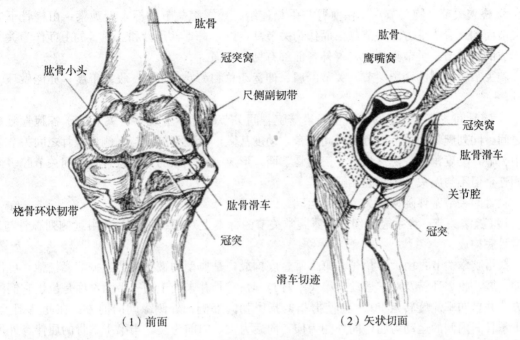

图 2-6 肘关节

（1）前面　　　　　　（2）矢状切面

关节囊的上端分别附着于冠突窝、桡窝和鹰嘴窝的上缘；下端附于尺骨滑车切迹关节面的边缘和桡骨环状韧带。囊的前、后壁薄而松弛（后壁最为薄弱）。两侧有韧带加强：内侧为尺侧副韧带，呈扇形，自肱骨内上髁张至尺骨冠突和鹰嘴；外侧为桡侧副韧带，自肱骨外上髁张至桡骨环状韧带。桡骨环状韧带附于尺骨桡切迹的前、后缘，与切迹共同围成上口大、下口小的骨纤维环，容纳桡骨头。

当前臂处于伸位时，臂和前臂并不在同一矢状面内，而是前臂下端偏向外侧，与臂形成约 163°向外开放的角度，为提携角。

肘关节中的肱桡关节虽为多轴关节，但因受肱尺关节的限制，不能做展、收和环转运动，而只能随肱尺关节（滑车关节）做屈伸运动及其自身的旋转。肘关节的伸使臂与前臂成180°角，屈可使前臂与臂的前面接触。

6. 前臂骨间膜　在尺、桡骨相连结的标本上观察：位于尺、桡骨相对缘的坚韧的纤维膜。纤维的方向从桡骨斜向下内达尺骨。当前臂处于旋前或旋后位时，骨间膜松弛，前臂处于半旋前时，骨间膜最紧张。

7. 桡尺远侧关节　在尺、桡骨相连结的标本上观察：在下端由尺骨头的环状关节面与桡骨的尺切迹构成的桡尺远侧关节。自桡骨尺切迹下缘至尺骨茎突根的外侧有个三角形关节盘相连。关节盘与尺切迹共同形成关节窝，容纳尺骨头。关节囊松弛，附于关节面和关节盘周缘，关节活动时，尺骨不动，而是关节窝围绕尺骨头转动。

桡尺远侧关节与桡尺近侧关节为联合关节，使桡骨围绕自桡骨头中心至附于尺骨茎突根部的三角形关节盘尖的纵轴做旋转运动。运动时，桡骨头在原位旋转，桡骨下端则连同手围绕尺骨头旋转。当桡骨下端旋至尺骨的前方而手掌向后时，称为旋前，此时，桡骨与尺骨交叉。与此相反的运动，即桡骨转回至尺骨外侧而手掌向前时，为旋后。旋转运动幅度约为$180°$。

8. 桡腕关节（腕关节）　在前臂与手相连结、暴露腕关节的标本上观察：由桡骨下端的关节面和尺骨头下方的关节盘下面作为关节窝，以手舟骨、月骨和三角骨的上面作为关节头形成的腕关节。关节囊松弛，囊外各面都有韧带加强。

腕关节为典型的椭圆关节。关节的屈、伸运动总和为$60°\sim70°$；收大于展；亦能做环转运动。

9. 腕骨间关节　在手的冠状切、暴露腕骨间关节的标本上观察：关节位于各腕骨毗邻面之间。同列腕骨间关节内有腕骨间韧带，动度甚微；近侧列腕骨与远侧列腕骨之间关节为腕中关节，动度稍大。豌豆骨位于三角骨掌面，形成一个单独的关节。各腕骨间关节腔多彼此相连，但不与腕关节关节腔相通。

腕骨间关节常伴随桡腕关节一起运动。

10. 腕掌关节　在手冠状切、暴露腕掌关节的标本上观察：腕掌关节由远侧列腕骨与5个掌骨底构成。

拇指腕掌关节：由大多角骨和第1掌骨底构成，是典型的鞍状关节。关节囊松弛，可做屈伸、展、收、环转及对掌运动。第1掌骨与其余掌骨并未处于同一平面，而是位于它们的前方，并且向掌侧旋转近$90°$，致使拇指的指甲朝向外侧，外侧缘朝向前方。在此基础上，第1掌骨向内侧的运动为屈，向外侧为伸，向后为收，向前为展。当第1掌骨的屈伴有外展并稍旋内时，可使拇指远节的掌面与其他4指远节的掌面接触，即为对掌运动。

内侧4个腕掌关节运动范围都小，其中小指的腕掌关节具有稍大范围的活动，示指的腕掌关节几乎不动。

11. 掌骨间关节　在手的冠状切标本上观察第2~5掌骨底之间的平面关节、关节腔与腕掌关节腔。

12. 掌指关节在手的冠状切标本（暴露掌指关节）上观察：5个由近节指骨底与掌骨头构成的掌指关节。掌骨头远侧面呈球形，其形态近似球窝关节，掌骨间掌侧面较平。关节囊薄而松弛，其前、后有韧带加强。前面为掌侧韧带，较坚韧，含有纤维软骨板，囊两侧有侧副韧带，从掌骨头两侧延向下附于指骨底两侧，此韧带在屈指时紧张，伸指时松弛。

当指处于伸位时，掌指关节可做屈、伸、收、展及环转运动，旋转运动因受韧带限制，幅度甚微。当掌指关节处于屈位时，因掌骨头前面的关节面不是球形的，同时侧副韧带特别紧张，仅允许做屈伸运动。手指的收展是以中指的正中线为准，向中线处靠拢为收，远离中线的运动是展。

13. 指骨间关节　在手的冠状切、暴露指骨间关节的标本上观察：由相邻两节指骨的底与滑车构成。除拇指外，各指均有近侧和远侧2个手指间关节。关节囊松弛，两侧有韧带加强。指骨间关节只能做屈、伸运动。

（二）下肢骨连结

1. 骶髂关节在一完整的骨盆及其连结标本上观察：位于骨盆后壁两侧，由骶骨和髂骨的耳状面构成的骶髂关节。关节面凸凹不平，彼此结合很紧密。关节囊紧张，附于关节面周缘。囊前、后均有韧带加强，分别为骶髂前、后韧带。在后方，还有连于相对的骶、髂骨粗隆之间的骶髂骨间韧带。骶髂关节结构牢固，活动性极小。

2. 韧带　在一完整的骨盆及其连结标本上观察。

（1）髂腰韧带：由第5腰椎横突横行放散至髂嵴后上部，强韧肥厚，可防止腰椎向下脱位。

（2）骶结节韧带：起自骶、尾骨侧缘，呈扇形，集中附于坐骨结节内侧缘。此韧带位于骨盆后方。

（3）骶棘韧带：位于骶结节韧带的前方，起自骶、尾骨侧缘，呈三角形，止于坐骨棘。

（4）闭孔膜：位于骨盆前方两侧，封闭闭孔的膜性结构。膜上部有一管道，由膜与闭孔沟围成，为闭膜管。

3. 耻骨联合　在一完整的骨盆及其连结标本的前部观察：由两侧耻骨联合面借纤维软骨构成的耻骨联合。中间有一矢状位的裂隙，联合的上方有连结两耻骨的耻骨上韧带，下方有耻骨弓韧带。耻骨联合活动甚微。

4. 骨盆　在一完整的骨盆及其连结标本上观察：骨盆由左、右髋骨和骶、尾骨及其间的连结构成。以从后到前的界线（骶岬、弓状线、耻骨梳、耻骨结节和耻骨联合上缘构成的环形线为界），将骨盆分为界线上方的大骨盆和界线下方的小骨盆。小骨盆又分为骨盆上口、骨盆下口和骨盆腔。小骨盆上口即界线；下口由后向前依次为尾骨尖、骶结节韧带、坐骨结节、坐骨支、耻骨下支和耻骨联合下缘；上、下口之间即小骨盆腔，为一前壁短、侧壁及后壁长的弯曲的管道。两侧坐骨支与耻骨下支连成耻骨弓，它们之间的夹角为耻骨下角。

在全身骨骼标本上观察骨盆：人体直立时，骨盆向前倾斜，骨盆上口平面与水平面构成约60°的角，此角为骨盆倾斜度。因有此倾斜角度存在，两髂前上棘与两耻骨结节在同一冠状面内；尾骨尖与耻骨联合上缘居同一水平面上。由骨盆上口中心点开始，向后下引一条与骶骨弯曲度略为一致的假设线到骨盆下口中心点，此线为骨盆轴。

5. 髋关节　在一骨盆与股骨相连结、暴露髋关节标本上观察：髋关节由髋臼与股骨头构成。关节囊紧张而坚韧，向上附着于髋臼周缘及横韧带，向下附于股骨颈，前面达转子间线，后面仅包罩股骨颈内侧2/3。

髋臼的周缘附有纤维软骨构成的髋臼唇，髋臼切迹被髋臼横韧带封闭。髋臼横韧带与月状面组成环形关节窝的关节面，髋臼窝内充填有脂肪组织，在股骨头凹和髋臼横韧带之间，被滑膜包被，内含血管的股骨头韧带。关节囊周围有韧带加强：起自髂前下棘，向下呈人字形，经关节囊前方止于转子间线的髂股韧带；由耻骨上支向外下融合于关节囊前下壁的耻股韧带；起自坐骨体，斜向上外与关节囊融合，止于大转子根部的坐股韧带。髋关节为杵臼关节，可做三轴性运动即在冠状轴上的前屈、后伸运动；矢状轴上的内收、外展运动；垂直轴上的旋内、旋外和环转运动。

6. 膝关节　在股骨与胫腓骨相连结、暴露膝关节的标本上观察（图2-7、图2-8）：膝关节由股骨下端、胫骨上端和髌骨构成。髌骨与股骨的髌面相接，股骨的内、外侧髁分别与胫骨的内、外侧髁相对。关节囊薄而松弛，附于各关节面的周缘。

（1）韧带：在囊外，髌韧带位于前壁，起于髌骨下缘，止于胫骨粗隆；腓侧副韧带位于外侧，呈索状，起于股骨外上髁，止于腓骨头，与关节囊之间留有间隙；胫侧副韧带位于内侧壁，起自股骨内上髁，止于胫骨内侧髁的内侧面，与关节囊和内侧半月板紧密结合；腘斜韧带位于囊的后壁，起自胫骨内侧髁，斜向外上，与关节囊融合，止于股骨外上髁。在囊内，有前交叉韧带起自胫骨髁间隆起的前方，斜向后上外方，附于股骨外侧髁的内侧面；后交叉韧带起自胫骨髁间隆起的后方，斜向前上内方，附于股骨内侧髁的外侧面。前、后交叉韧带均被滑膜包被。

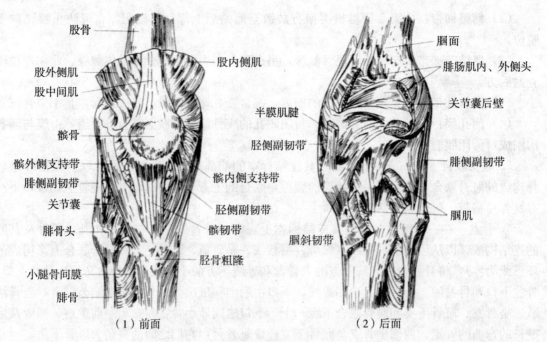

股骨
股内侧肌
股外侧肌
股中间肌
腘面
腓肠肌内、外侧头
髌骨
关节囊后壁
半膜肌腱
髌外侧支持带
胫侧副韧带
腓侧副韧带
关节囊
腓侧副韧带
髌内侧支持带
胫侧副韧带
腓骨头
髌韧带
腘肌
半腱肌
小腿骨间膜
胫骨粗隆
腘斜韧带
腓骨

（1）前面　　　　　　　　　　　（2）后面

图 2-7　膝关节

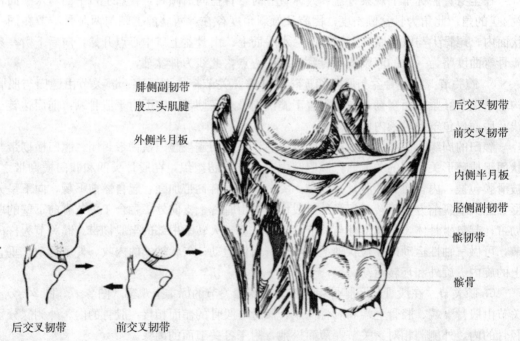

腓侧副韧带
股二头肌腱
外侧半月板
后交叉韧带
前交叉韧带
内侧半月板
胫侧副韧带
髌韧带
髌骨

后交叉韧带　　　前交叉韧带

图 2-8　膝关节（显示内部结构）

　　作用：胫侧、腓侧副韧带在伸膝时紧张，屈膝时最松弛，因此，半屈膝时允许膝关节做少许内旋和外旋运动。腘斜韧带可防止膝关节过度前伸。前交叉韧带在伸膝时最紧张，防止胫骨前移，后交叉韧带在屈膝时最紧张，防止胫骨后移。

　　（2）半月板：在股骨内、外侧髁与胫骨内、外侧髁的关节面之间，垫有 2 块由纤维软骨构成的半月板。内侧半月板较大，呈"C"形，前端窄后端宽，边缘与关节囊及胫侧副韧带紧密相连；外侧半月板较小，呈"O"形，外缘与关节囊相连。半月板下面平坦，上面凹陷，边缘厚，中间薄，两端借韧带附着于胫骨髁间隆起。

运动：屈膝时，半月板滑向后方；伸膝时，半月板滑向前方。屈膝旋转时，一个半月板滑向前，一个半月板滑向后。

（3）滑膜：滑膜在髌骨上缘以上，沿股骨下端的前面，向上突出于股四头肌肌腱深面，达 5cm 左右，形成与关节腔相通的髌上囊；不与关节腔相通，位于髌韧带与胫骨上端之间有髌下深囊；在髌骨下方中线的两侧，滑膜层部分突向关节腔内，形成一对翼状襞，内含脂肪组织。

膝关节属于屈戌关节，主要做屈、伸运动。屈达 130°，伸不超过 10°。膝关节在半屈位时，小腿尚可做旋内、旋外运动，可达 40°。

7. 胫腓连结　在胫骨、腓骨相连结标本上观察：上端由胫骨外侧髁的腓关节面与腓骨头构成的胫腓关节，微动。两骨相对缘附有坚韧的小腿骨间膜。下端借胫腓前、后韧带相连。

8. 距小腿关节（踝关节）　在胫、腓骨与足相接，暴露距小腿关节的标本上观察：距小腿关节由胫、腓骨的下端与距骨滑车构成。关节囊附着于各关节面的周围，前、后壁薄而松弛，两侧有韧带加强。内侧韧带起自内踝尖，向下呈扇形展开，止于足舟骨、距骨和跟骨；外侧韧带为 3 条独立的韧带，前为距腓前韧带，中为跟腓韧带，后为距腓后韧带。3 条韧带均起自外踝，分别向前、向下、向后内，止于距骨和跟骨。

距小腿关节为屈戌关节，能做背屈（伸）和跖屈（屈）运动。当背屈时，关节较稳定；当跖屈时，关节不够稳定，足能做轻微的侧向运动。

9. 跗骨间关节　在足的水平切面标本上观察：跗骨之间形成跗骨间关节。

（1）距跟关节：由距骨体全部、距骨颈一部分及跟骨前 2/3 构成。

（2）距跟舟关节：由舟骨后面、跟骨前面、跟骨中距关节面（载距突与前 1/3 部间较大的关节面）及横过它们之间的跟舟跖侧韧带构成。

（3）跟骰关节：由跟骨前部的凸形关节面与骰骨后部的凹形关节面相连构成。距跟关节和距跟舟关节为联合关节，做足的内翻、外翻运动。跟骰关节和距跟舟关节为跗横关节。最后，观察跗骨间主要的韧带：跟骨与足舟骨之间，位于足底的跟舟足底韧带；起自跟骨背面，向前分为 2 股，分别止于足舟骨和骰骨，呈"V"字形的分歧韧带。

10. 跗跖关节　在足的水平切面上观察：跗跖关节包括 2 种关节。

（1）骰跖关节：由骰骨前面的关节面及第 4、第 5 跖骨底构成。

（2）楔跖关节：由第 1 楔骨与第 1 跖骨底构成鞍状关节及第 2、第 3 楔骨与第 2、第 3 跖骨底构成的平面关节两部分组成。

跗跖关节可做轻微滑动及屈、伸运动。

11. 跖骨间关节　在足的水平切面标本上观察：由各跖骨底毗邻面构成的跖骨间关节，属平面关节，活动甚微。

12. 跖趾关节　在足的水平切面标本上观察：此关节由跖骨头与近节趾骨底构成，可做轻微的屈、伸和收展运动。

13. 趾骨间关节　在足的水平切面标本上观察：此关节由各趾相邻的 2 节趾骨的底与滑车构成。关节囊的两侧有副韧带，仅能做屈、伸运动。

14. 足弓　在足骨完整连结的标本上观察：跗骨和跖骨借其连结形成凸向上的足弓，

包括：

（1）内侧纵弓：由跟骨、距骨、舟骨、3块楔骨及内侧3块跖骨构成。弓的最高点为距骨头。此弓前端的承重点在第1跖骨头，后端承重点在跟骨结节。

（2）外侧纵弓：由跟骨、骰骨和外侧2块跖骨构成。弓的最高点在骰骨，其前端的承重点在第5跖骨头。

（3）横弓：由骰骨、3块楔骨和跖骨构成。最高点在中间楔骨。

七、思考题

1. 肩关节和髋关节结构上有何不同。

2. 根据髋关节的构造特点，如何分析判断股骨颈骨折的预后？如果股骨颈骨折有错位时，复位时应注意什么？为什么？

3. 简述骨盆性差。

4. 简述膝关节韧带组成。

5. 试述桡腕关节组成。

6. 试述前臂骨连结。

7. 试述踝关节韧带组成。

8. 前臂骨骨折石膏外固定时前臂处于什么位置；为什么？

9. 试分析扁平足人不能长时间步行的原因？

（徐　浩）

第三章 肌 学

第一节 头颈肌

一、预习要求

预习面肌的组成、分布特点。咀嚼肌的组成，咬肌、颞肌的位置和作用。颈肌的分群及各群的组成和作用。胸锁乳突肌的起止、作用。斜角肌间隙的围成及通过结构。

二、重点

胸锁乳突肌的起止、作用。

三、难点

咀嚼肌的组成，咬肌、颞肌的位置和作用。

四、标本教具

（一）标本

1. 面肌（枕额肌、颊肌、眼口轮匝肌等）；咀嚼肌（示翼内肌、翼外肌、颞肌、咬肌）。

2. 颈肌（示舌骨上、下肌群、颈阔肌等）；颈深肌（示前、中斜角肌、斜角肌间隙、头长肌、颈长肌等）。

（二）模型：面肌、颈肌、咀嚼肌。

（三）挂图：头颈部肌学挂图。

五、注意事项

（一）注意爱护标本模型，不要过分用力拉扯肌肉。

（二）注意通过观察明确肌的形态、起止点、配布和命名的原则。

（三）注意肌肉跨越关节的关系，学会分析重要肌的作用。同时，学习骨骼肌要和活体结合起来，识别重要的肌性标志。

（四）关于肌起止点的具体要求：首先要理清肌起止点的概念，知道这是有关肌两端在骨或韧带、筋膜上的两个附着点，在肌工作时的运动状态是不同的，一个相对静止，另一个相对运动。由此，将相对静止附着点的定义为起点（即定点），而将相对运动附着点的定义为止点（即动点）。因为这是一对相对的概念，所以在一定条件下（即不同的运动状态），同一块肌的两个附着点性质可以发生相互转换，即定点变动点或起点变止点。其次，对于一些重要肌的起止点应清楚牢固的掌握，因为这对明确肌与关节的位置关系，进而对分析肌对关节的作用十分重要。但对于大多数肌的起止点不作要求。

六、教学内容

（一）面肌　在头、面部去掉皮肤及浅筋膜并暴露面肌的标本上观察（图 3－1）。

（1）颅顶肌：阔而薄，左、右各有1块枕额肌，两端为肌腹（前端位于额部皮下，为额腹；后端位于枕部皮下，为枕腹），中间为白色的帽状腱膜。

（2）眼轮匝肌：位于眼裂周围，呈扁椭圆形。

（3）口周围肌：位于口裂周围，呈环形的为口轮匝肌；呈辐射状的为提上唇肌、颧肌、笑肌、提口角肌、降口角肌和降下唇肌等。其中，在颊部，位置较深，紧贴于颊部粘膜外，横位于上、下颌骨之间的肌为颊肌。

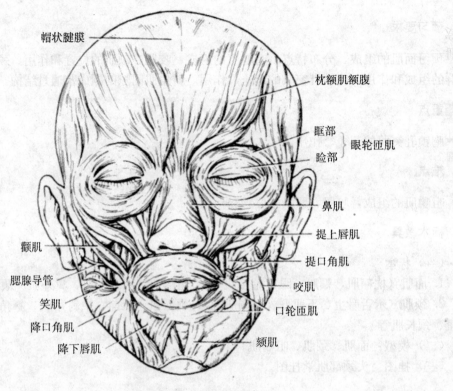

图 3-1 头肌（前面）

咀嚼肌 在头侧部颞窝、颞下窝部位去掉皮肤、浅筋膜，于暴露咀嚼肌标本上观察（图3-2）。

（1）颞肌：起自颞窝，肌束如扇形向下汇聚，通过颧弓止于下颌骨的冠突。

（2）咬肌：位于下颌骨两侧，起自颧弓的下缘和内面，向后下，止于下颌支和下颌角的外面。

（3）翼内肌：位于颞下窝，起自翼窝，向下外方，止于下颌角的内面。

（4）翼外肌：位于颞下窝，起自蝶骨大翼的下面和翼突的外侧，向外方，止于下颌颈。

（二）颈肌

在颈部去掉皮肤及浅筋膜，于暴露颈肌的标本上观察（图3-3、图3-4）。

1.胸锁乳突肌 斜列于颈部两侧，起自胸骨柄前面和锁骨的胸骨端，止于颞骨的乳突。

2.二腹肌 位于下颌骨和舌骨之间，有前、后两腹。前腹起自下颌骨二腹肌窝，斜向后下方；后腹起自乳突内侧，斜向前下。两个肌腹以中间腱相连，中间腱借筋膜形成滑车系于舌骨。

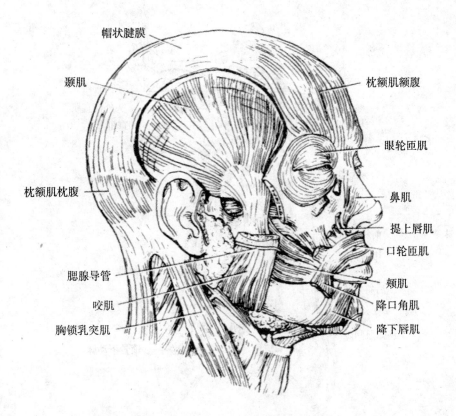

帽状腱膜

颞肌

枕额肌枕腹

腮腺导管

咬肌

胸锁乳突肌

枕额肌额腹

眼轮匝肌

鼻肌

提上唇肌

口轮匝肌

颊肌

降口角肌

降下唇肌

图 3-2　头肌（侧面）

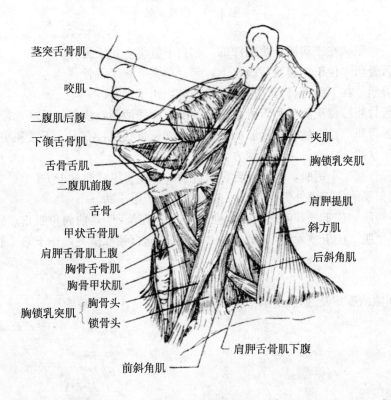

茎突舌骨肌

咬肌

二腹肌后腹

下颌舌骨肌

舌骨舌肌

二腹肌前腹

舌骨

甲状舌骨肌

肩胛舌骨肌上腹

胸骨舌骨肌

胸骨甲状肌

胸锁乳突肌 { 胸骨头
            锁骨头

前斜角肌

夹肌

胸锁乳突肌

肩胛提肌

斜方肌

后斜角肌

肩胛舌骨肌下腹

图 3-3　颈肌浅层

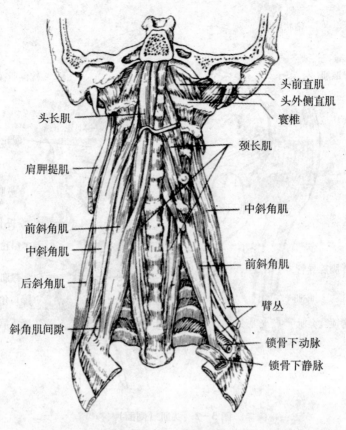

图 3 - 4　颈肌深层

标注（从上到下，左侧）：头长肌、肩胛提肌、前斜角肌、中斜角肌、后斜角肌、斜角肌间隙

标注（从上到下，右侧）：头前直肌、头外侧直肌、寰椎、颈长肌、中斜角肌、前斜角肌、臂丛、锁骨下动脉、锁骨下静脉

3. 下颌舌骨肌　在二腹肌前腹的深部，起自下颌骨，止于舌骨。

4. 茎突舌骨肌　位于二腹肌后腹之上，起自茎突，止于舌骨。

5. 颏舌骨肌　在下颌舌骨肌深面，起自颏棘，止于舌骨。

6. 胸骨舌骨肌　位于胸骨和舌骨之间，颈部正中线两侧，浅层，呈薄片带状。

7. 肩胛舌骨肌　位于胸骨舌骨肌的外侧，为细长带状肌，有上、下腹和中间腱。

8. 胸骨甲状肌　在胸骨舌骨肌深方。

9. 甲状舌骨肌　小短肌，被胸骨舌骨肌遮盖，在胸骨甲状肌的上方。

10. 前斜角肌　位于颈外侧，起自颈椎横突，止于第 1 肋。

11. 中斜角肌　位于颈外侧，起自颈椎横突，止于第 1 肋，前斜角肌止点后方。

12. 后斜角肌　位于颈外侧，中斜角肌后外侧，起自颈椎横突，止于第 2 肋。

七、思考题

斜角肌间隙的围成及通过结构。

（徐　浩）

第二节 躯干肌

一、预习要求

预习胸肌的组成；胸大、小肌的起止、作用。肋间肌的名称、位置和作用。膈的位置、形态、作用、三个裂孔的位置及通过的主要结构。膈薄弱区的位置及临床意义。腹肌的组成；腹肌前外侧群的位置、层次、肌纤维方向、形成结构及作用。腹直肌鞘的构成和特点。腹股沟管的构成和通过结构。背肌的分群、各肌群的组成、作用。斜方肌、背阔肌的起止和作用。竖脊肌的位置和作用。胸腰筋膜的位置及层次。

二、重点

（一）膈的位置、形态、功能和其上三个裂孔的位置及穿行结构。
（二）腹直肌鞘的构成和特点。
（三）腹股沟管的构成和通过结构。

三、难点

（一）腹直肌鞘的构成和特点。
（二）腹股沟管的构成和通过结构。

四、标本教具

（一）标本

1. 大体标本显示半边浅层躯干肌（主要显示胸锁乳突肌、胸大肌、前锯肌、腹外斜肌、斜方肌、背阔肌、腹直肌鞘和腹股沟管等）。

2. 大体标本显示半边深层躯干肌（主要显示膈肌的三个起部、三个孔和中心腱、腰方肌、腰大肌和髂肌及腹股沟韧带；胸小肌、肋间外肌和肋间内肌、菱形肌、肩胛提肌、竖脊肌、胸腰筋膜等）。

（二）模型和挂图

肌学相关挂图

五、注意事项

（一）注意爱护标本模型，不要过分用力拉扯肌肉。
（二）注意通过观察分清并理解肌的形态、起止点、肌的配布和命名的原则。
（三）注意肌肉跨越关节的情况，学会分析重要肌的作用。同时，学习骨骼肌要和活体结合起来，识别重要的肌性标志。

六、教学内容

（一）背肌

在大体标本上将背部的皮肤、浅筋膜去掉后，观察背部肌肉及筋膜。

1. 斜方肌 在项部和背上部的浅层，每侧有一三角形的阔肌，左、右两侧合在一起呈斜方形，即为斜方肌。该肌起自上项线、枕外隆凸、项韧带、第7颈椎和全部胸椎的棘突，上部的肌束斜向外下方，中部的平行向外，下部的斜向外上方，止于锁骨的外侧1/3部分、肩峰和肩胛冈。

2.背阔肌　在背的下半部及胸的后外侧有一大的扁肌，位于浅层，即背阔肌。以腱膜起自下6个胸椎的棘突、全部腰椎的棘突、骶正中嵴及髂嵴后部等处，肌束向外上方集中，以扁腱止于肱骨结节间沟底。

3.肩胛提肌　在斜方肌的深面，项部两侧，起自上4个颈椎的横突，止于肩胛骨的上角。

4.菱形肌　在斜方肌的深面，背上部两侧，呈菱形。起自第6、7颈椎和第1～4胸椎的棘突，止于肩胛骨的内侧缘。

5.竖脊肌　纵列于躯干的背面，脊柱两侧的沟内，背部肌群的深层。起自骶骨背面和髂嵴的后部，向上分出3群肌束，沿途止于椎骨和肋骨，并到达颞骨乳突。

6.胸腰筋膜（图3-5）　在竖脊肌周围的筋膜特别发达，为胸腰筋膜。在腰部，筋膜明显增厚。胸腰筋膜可分为3层：浅层在竖脊肌的表面，向内附于棘突的棘上韧带，外侧附于肋角，与背阔肌的腱膜紧密愈合，向下附于髂嵴；中层位于竖脊肌深方，其前方为腰方肌，中层和浅层在外侧会合，包裹竖脊肌，成为竖脊肌鞘；深层覆盖在腰方肌的前面。3层筋膜在腰方肌外侧缘会合，作为腹内斜肌和腹横肌的起始部。

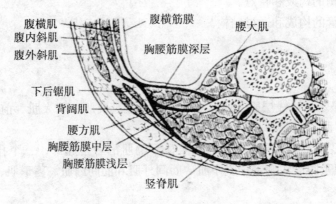

图3-5　胸腰筋膜

（二）胸肌

在大体标本的胸部，去掉皮肤及浅筋膜，观察胸肌。

1.胸大肌　在胸廓前壁，浅层，呈扇形，宽而厚。起自锁骨的内侧半、胸骨和第1～6肋软骨等处。各部肌束聚合向外，以扁腱止于肱骨大结节嵴。

2.胸小肌　位于胸大肌深面，呈三角形，起自第3～5肋骨，向外上止于肩胛骨的喙突。

3.前锯肌　位于胸廓侧壁，以数个肌齿起自上8个或9个肋骨，肌束斜向上内方，经肩胛骨的前方，止于肩胛骨内侧缘和下角。

4.肋间外肌　位于肋间隙的浅层，起自肋骨下缘，肌束斜向前下，止于下一肋骨的上缘，其前部肌束仅达肋骨与肋软骨结合处，在肋软骨间隙处，移行为肋间外膜。

5.肋间内肌　位于肋间外肌的深面，肌束方向与肋间外肌相交叉，前部肌束达胸骨外侧缘，后部肌束只到肋角，此后为肋间内膜。

6. 肋间最内肌　位于肋间内肌的深层，肌束方向与肋间内肌相同。

（三）膈

在大体标本上，打开胸、腹壁，暴露膈肌观察（图3-6）。

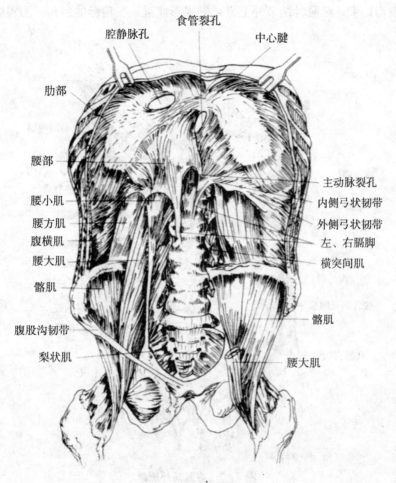

图3-6　膈和腹肌后群

膈为向上膨隆，呈穹窿形的扁薄阔肌，位于胸、腹腔之间，成为胸腔的底和腹腔的顶。膈的肌束起自胸廓下口的周缘和腰椎前面，可分为3部：胸骨部起自剑突后面；肋部起自下6对肋骨和肋软骨；腰部以左、右两个膈脚起自上2～3个腰椎。各部肌束均止于中央的腱性结构——中心腱。

膈上有3个裂孔：在第12胸椎前方，左右两个膈脚与脊柱之间有主动脉裂孔，有主动脉和胸导管通过；主动脉裂孔的左前方，约在第10胸椎水平，有食管裂孔，有食管和迷走神经通过；在食管裂孔的右前上方的中心腱内有腔静脉孔，约在第8胸椎水平，内通过下腔静脉。

（四）腹肌

在大体标本上去掉腹前及外侧皮肤、浅筋膜，暴露腹前外侧肌群来观察（图3-7）。

1. 腹外斜肌　位于腹前外侧部的浅层，为宽阔扁肌，起自下位 8 个肋骨的外面，起始部呈锯齿状，肌束由外上斜向前下方，后部肌束向下止于髂嵴前部，上中部肌束向内移行于腱膜，经腹直肌的前面，并参与构成腹直肌鞘的前层，至腹正中线终于白线。

观察腹外斜肌腱膜形成的特殊结构：在髂前上棘与耻骨结节之间，腹外斜肌腱膜卷曲增厚，形成腹股沟韧带；在耻骨结节外上方，腱膜形成近乎三角形的裂孔，为腹股沟管浅（皮下）环。

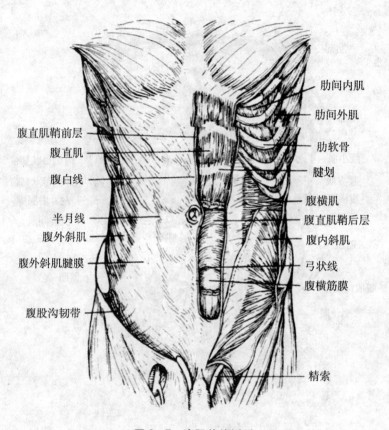

图 3-7　腹肌前外侧群

2. 腹内斜肌　把腹外斜肌掀开，在其深方的扁肌为腹内斜肌。腹内斜肌起始于胸腰筋膜、髂嵴和腹股沟韧带的外侧 1/2，肌束呈扇形，后部肌束几乎垂直上升止于下位 3 个肋骨，大部分肌束向前上方以不同斜度放散而变成腱膜，在腹直肌外侧缘分为前后两层包裹腹直肌，参与构成腹直肌鞘的前、后两层，在腹正中线终于白线。

观察腹内斜肌形成的特殊结构：腹内斜肌的下部肌束行向前下方，呈凸向上的弓形，跨过精索后，延续为腱膜，再向内侧与腹横肌腱膜会合，形成联合腱（腹股沟镰），止于耻骨梳的内侧端；打开精索外筋膜，见到一些细散的肌束，这些肌束是由腹内斜肌的最下部发出的，为提睾肌。

3. 腹横肌　把腹内斜肌掀开，在其深方一较薄的扁肌为腹横肌。腹横肌起自下位 6 个肋软骨的内面、胸腰筋膜和腹股沟韧带的外侧 1/3，肌束横行向前，延续为腱膜，腱膜的上部与腹内斜肌腱膜后层愈合经腹直肌后方至腹白线，构成腹直肌鞘的后层下部则和腹内斜肌腱膜后层一起经腹直肌的前方至腹白线，参与构成腹直肌鞘的前层。腹横肌最下部肌束亦参与构成提睾肌。

4. 腹直肌　在腹前壁正中线的两旁，为一对上宽下窄的带形多腹肌。腹直肌在腹直肌鞘内，起自耻骨联合和耻骨嵴，肌束向上止于胸骨剑突和第5～7肋软骨的前面。肌的全长被3～4条横行的腱划分成多个肌腹，腱划与腹直肌鞘的前层紧密结合，在腹直肌的后面，腱划不明显，未与腹直肌鞘的后层愈合，腹直肌后面游离。

5. 腹前外侧肌群形成的特殊结构

（1）腹直肌鞘：在腹前壁中部包裹腹直肌，分前、后两层。前层由腹外斜肌腱膜与腹内斜肌腱膜的前层愈合而成；后层由腹内斜肌腱膜后层与腹横肌腱膜愈合而成。把腹直肌鞘前层打开，掀开腹直肌，可见在脐下4～5cm，鞘的后层缺如，游离的下缘呈凸向上的弧形线，为弓状线。在弓状线下，我们见到的膜为腹横筋膜。

（2）白线：位于腹前壁正中线上，介于左右腹直肌鞘之间，有一细长的腱性结构，上方起自剑突，下方止于耻骨联合，由两侧的腹直肌鞘纤维彼此交织而成，即白线。

（3）腹股沟管：位于腹前外侧壁的下部，由外上斜向内下，在腹股沟韧带内侧半的上方，有一长约4.5cm的肌与腱之间的裂隙，即腹股沟管。在腹股沟韧带中点上约1.5cm处，有一腹横筋膜向外的突口，为腹股沟管的内口（腹环）。腹股沟管的外口即腹股沟管浅环。

腹股沟管有4个壁：由腹外斜肌腱膜和少许腹内斜肌覆盖在前方，构成前壁；腹内斜肌和腹横肌的下缘呈弓状从上方跨过，构成上壁；腹股沟韧带在下方，形成下壁；在后方，外侧为腹横筋膜，内侧为联合腱，一起构成后壁。

（4）海氏（腹股沟）三角：位于腹前壁下部，由腹直肌外侧缘、腹股沟韧带上缘和腹壁下动脉（由髂外动脉发出，由腹股沟韧带稍上方经腹股沟管深环内侧上行，进入腹直肌鞘）内缘构成的三角形区域。

6. 腹肌后群

（1）腰大肌：详见下肢肌。

（2）腰方肌：在腹后壁，脊柱两侧，后方为竖脊肌。腰方肌起自髂嵴的后部，向上止于第12肋和第1～4腰椎横突。

（徐　浩）

第三节　上肢肌与下肢肌

一、预习要求

预习上肢带肌的组成；三角肌和大圆肌的起止、作用。臂肌的分群、各肌群的组成、作用。肱二头肌、肱三头肌的起止、作用。前臂肌的分群、各肌群的组成、作用。旋前圆肌、旋后肌的位置、作用。手肌的分群、中间群各肌的名称及作用。

髋肌的分群、各肌群的组成、作用。臀大肌、髂腰肌、梨状肌的起止、作用。大腿肌的分群、各肌群的组成、作用。股四头肌、缝匠肌的起止、作用。小腿肌的分群、各肌群的组成、作用。胫骨前肌、胫骨后肌、小腿三头肌的起止、作用。

二、重点

1. 三角肌和大圆肌的起止、作用。

2. 臂肌的分群、各肌群的组成、作用。

3. 肱二头肌的起止、作用。

4. 前臂肌的分群、各肌群的组成、作用。

5. 股四头肌、缝匠肌的起止、作用。

6. 胫骨前肌、胫骨后肌、小腿三头肌的起止、作用。

三、难点

1. 前臂肌的分群、各肌群的组成、作用。

2. 旋前圆肌、旋后肌的位置、作用。

3. 手肌的分群、中间群各肌的名称及作用。

4. 足肌的分群、作用。

四、标本教具

（一）标本

1. 大体标本的上肢臂肌、前臂肌和手肌的前后群浅层肌肉结构。

2. 上肢臂肌中部、前臂肌中部和手肌中部横断面。

3. 大体标本的上肢带肌，臂肌、前臂肌深层肌肉结构。

4. 腕管和踝管标本。

5. 手肌足底肌标本。

6. 下肢大腿和小腿横断面。

7. 大体标本的下肢大腿肌、小腿肌和足肌的各群浅层肌肉结构。

8. 大体标本的下肢带肌，下肢大腿肌、小腿肌和足肌的各群深层肌肉结构。

（二）模型：手肌、足肌。

（三）挂图：上、下肢的肌学挂图。

五、注意事项

1. 上、下肢肌的肌腱较细小，注意保护。

2. 要防止大体标本干燥，否则影响观察。

六、教学内容

（一）上肢肌

在大体标本上，去掉肩、胸、背上部及上肢的皮肤和浅筋膜观察所暴露的上肢肌。

1. 三角肌　位于肩部，呈三角形。起自锁骨的外侧段、肩峰和肩胛冈，肌束从前、外、后包裹肩关节，逐渐向外下方集中，止于肱骨体外侧的三角肌粗隆。

2. 冈上肌　在背上部观察，位于斜方肌深方，冈上窝内。起自肩胛骨的冈上窝，肌束向外经肩峰和喙肩韧带的下方，跨肩关节，止于肱骨大结节的上部。

3. 冈下肌　在背上部观察，位于冈下窝内，把三角肌和斜方肌掀开，则见到冈下肌。起自冈下窝，肌束向外经肩关节后面，止于肱骨大结节的中部。

4. 小圆肌　位于冈下肌的下方，起自肩胛骨外侧缘的背侧面，止于肱骨大结节的下部。

5. 大圆肌　位于小圆肌的下方，其下缘被背阔肌包绕。起自肩胛骨下角的背侧面，肌束向外上方，止于肱骨小结节嵴。

6. 肩胛下肌　在肩胛骨的上、外、下方，剪断与其相连的结构，从背部将肩胛骨掀起，暴露其前面、肩胛下窝内的肩胛下肌。该肌起自肩胛下窝，肌束向上外经肩关节的前方，止于肱骨小结节。

7. 肱二头肌　在上肢前面观察，位于臂部，呈梭形，有 2 个头。长头以长腱起自肩胛骨盂上结节，通过肩关节囊，经结节间沟下降，居外侧；短头居内侧，起自肩胛骨喙突。两个头在臂的下部合并成一个肌腹，并以一个腱止于桡骨粗隆。在肘窝前方，肱二头肌腱在止于桡骨粗隆前分出一扁薄的肱二头肌腱膜行向内下，与前臂深筋膜结合。

8. 喙肱肌　在肱二头肌短头的后内方。起自肩胛喙突，止于肱骨中部的内侧。

9. 肱肌　位于肱二头肌下半部的深面。起自肱骨下半的前面，止于尺骨粗隆。

10. 肱三头肌　在上肢后面观。位于臂后部。起端有 3 个头，长头居中，起自肩胛骨盂下结节，向下经大、小圆肌之间；内侧头在长头的内下方，起自桡神经沟以下的骨面；外侧头在长头的外上方，起自肱骨后面桡神经沟外上方的骨面。3 个头向下会合成一个坚韧的腱，止于尺骨鹰嘴。

11. 前臂肌前群　在前臂前面观察，可见到 4 层肌肉。

第 1 层：有 5 块，自桡侧向尺侧依次为肱桡肌、旋前圆肌、桡侧腕屈肌、掌长肌、尺侧腕屈肌。肱桡肌起自肱骨外上髁的上方，向下止于桡骨茎突，其余 4 肌共同起自肱骨内上髁和前臂深筋膜，而止点不同。旋前圆肌斜向外下止于桡骨外侧面的中部，桡侧腕屈肌以长腱止于第 2 掌骨底，掌长肌的肌腹很小而腱细长，越过腕关节连于掌腱膜，尺侧腕屈肌止于豌豆骨。

第 2 层：把第 1 层 5 块肌的肌腱剪断，掀开，暴露第 2 层肌，只有 1 块即指浅屈肌，起自肱骨内上髁、尺骨和桡骨前面，肌束向下移行为 4 条肌腱，通过腕管和手掌，分别进入第 2～5 指的屈肌腱鞘。每一个腱在近节指骨中部分为两脚，止于中节指骨体的两侧。

第 3 层：把指浅屈肌腱剪断，并掀开该肌，暴露第 3 层。有 2 块肌，位于桡侧的拇长屈肌和位于尺侧的指深屈肌。两肌起自桡、尺骨上端的前面和骨间膜。拇长屈肌止于拇指远节指骨底；指深屈肌向下分成 4 个腱，经腕管入手掌，在指浅屈肌腱的深面分别进入第 2～5 指的屈肌腱鞘，在鞘内穿经指浅屈肌两脚之间，止于远节指骨底。

第 4 层：把第 3 层肌的肌腱剪断，把肌掀开，观察第 4 层肌。仅有一块旋前方肌，位于尺、桡骨下部前方，扁平四方形，起自尺骨，止于桡骨。

12. 前臂肌后群　在前臂后面观察，可见到浅、深两层肌肉。

浅层：有 5 块，自桡侧向尺侧依次为桡侧腕长伸肌、桡侧腕短伸肌、指伸肌、小指伸肌和尺侧腕伸肌。这 5 块肌以一个共同的腱起自肱骨外上髁，止点不同。桡侧腕长、短伸肌向下移行于长腱，分别止于第 2、3 掌骨底。指伸肌向下分为 4 条肌腱，经手背，分别到第 2～5 指。这 4 条肌腱在手背远侧部、掌骨头附近形成腱间结合，越过掌骨头，向两侧扩展，包绕掌骨头和近节指骨的背面，形成指背腱膜。指背腱膜亦连于中节、远节指骨底。小指伸肌是一条细长的腱，长腱经手背到小指，止于指背腱膜。尺侧腕伸肌腱止于第 5 掌骨底。

深层：5 块肌。由外上向内下依次为旋后肌、拇长展肌、拇短伸肌、拇长伸肌和示指伸肌。旋后肌位于外上方，位置较深，起自肱骨外上髁和尺骨外侧缘的上部，肌束斜向外下，止于桡骨前面的上部。另外 4 块肌，位于旋后肌的下方，均起自桡骨和尺骨的后面及骨间膜。拇长展肌止于第 1 掌骨底，拇短伸肌止于拇指近节指骨底，拇长伸肌止于拇指远节指骨底，示指伸肌止于示指的指背腱膜。

13. 手肌　在手的掌面观察（图3-8）。

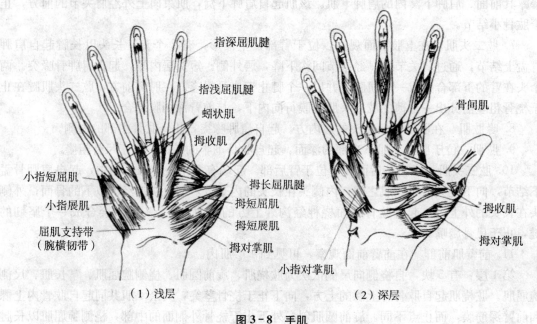

图3-8　手肌

指深屈肌腱
指浅屈肌腱
蚓状肌
拇收肌
小指短屈肌
小指展肌
屈肌支持带
（腕横韧带）
拇长屈肌腱
拇短屈肌
拇短展肌
拇对掌肌
小指对掌肌
（1）浅层

骨间肌
拇收肌
拇对掌肌
（2）深层

外侧群：形成鱼际的4块肌，包括拇短展肌（浅层外侧）、拇短屈肌（浅层内侧）、拇对掌肌（拇短展肌深方）、拇收肌（拇对掌肌的内侧）。

内侧群：形成小鱼际的肌，包括小指展肌（浅层内侧）、小指短屈肌（浅层外侧）、小指对掌肌（小指展肌和小指短屈肌的深方）。

中间群：包括蚓状肌、骨间肌。

蚓状肌：4条细束状小肌，起自指深屈肌腱桡侧，经掌指关节的桡侧至第2～5指的背面，止于指背腱膜。

骨间肌：骨间掌侧肌起自第2掌骨的内侧和第4、5掌骨的外侧面，共3块，分别止于第2、4、5指的近节指骨底和指背腱膜。骨间背侧肌起自各掌骨间隙，以二头起自掌骨的相对侧，分别止于第2～4指的近节指骨和指背腱膜。

（二）下肢肌

在大体标本上，掀开腹前壁，去掉腹后壁的壁腹膜，去掉臀部和下肢的皮肤、浅筋膜，观察所暴露的肌肉（图3-9、图3-10、图3-11）。

1. 髂腰肌　由腰大肌、髂肌组成。在腹后壁脊柱两侧观察腰大肌，起自腰椎体侧面和横突，肌束向外下方走行；髂肌起自髂窝，呈扇形；两肌向下相互结合，经腹股沟韧带深面和髋关节前内侧，止于股骨小转子。

2. 阔筋膜张肌　位于大腿上部前外侧，起自髂前上棘，肌腹在阔筋膜（位于大腿部的深筋膜）两层之间，向下移行于髂胫束，止于胫骨外侧髁。

3. 臀大肌　位于臀部浅层，大而肥厚。起自髂骨翼外面和骶骨背面，肌束斜向下，止于髂胫束和股骨的臀肌粗隆。

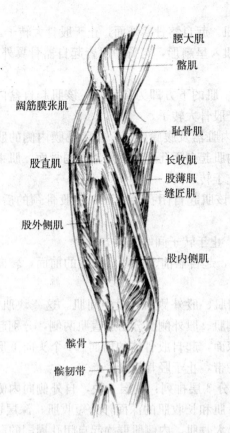

腰大肌

髂肌

阔筋膜张肌

耻骨肌

股直肌

长收肌

股薄肌

缝匠肌

股外侧肌

股内侧肌

髌骨

髌韧带

图 3-9　髂腰肌和大腿肌前群

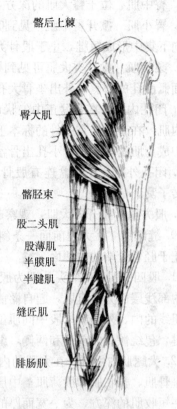

髂后上棘

臀大肌

髂胫束

股二头肌

股薄肌

半膜肌

半腱肌

缝匠肌

腓肠肌

图 3-10　臀肌和大腿肌后群

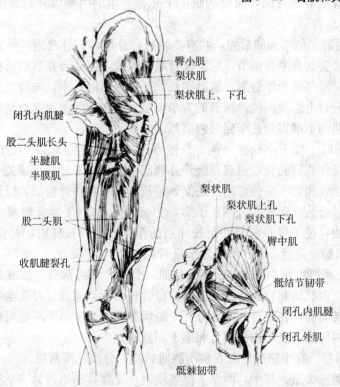

臀小肌

梨状肌

梨状肌上、下孔

闭孔内肌腱

股二头肌长头

半腱肌

半膜肌

股二头肌

收肌腱裂孔

梨状肌

梨状肌上孔

梨状肌下孔

臀中肌

骶结节韧带

闭孔内肌腱

闭孔外肌

骶棘韧带

图 3-11　臀肌深层和大腿肌后群

4. 臀中肌　位于臀大肌的深方，为一块扇形肌。起自髂骨翼外面，止于股骨大转子。

5. 臀小肌　掀开臀中肌，见到其深方的臀小肌，呈扇形，与臀中肌皆起自髂骨翼外面，肌束向下集中形成短腱，止于股骨大转子。

6. 梨状肌　掀开臀大肌可见到臀中肌，在臀中肌的下方即为梨状肌。该肌起自盆内骶骨前面骶前孔的外侧，外出坐骨大孔到臀部，止于股骨大转子。

7. 闭孔内肌　在骨盆正中矢状切面，去掉盆内脏器及腹膜壁层，在闭孔膜内侧的肌为闭孔内肌。在骨盆连有股骨的标本上观察，闭孔内肌起自闭孔膜内面及其周围骨面，肌束向后集中成为肌腱，由坐骨小孔出骨盆转折向外，止于转子窝。

8. 闭孔外肌　在骨盆连有股骨标本上观察，该肌起自闭孔膜外面，经股骨颈的后方，止于转子窝。

9. 股方肌　掀开臀大肌，观察起自坐骨结节、止于转子间嵴的股方肌。

10. 缝匠肌　在大腿前面一条斜行的扁带状肌，起自髂前上棘，经大腿的前面，转向内侧，止于胫骨上端的内侧面。

11. 股四头肌　4个头分别为股直肌、股内侧肌、股外侧肌、股中间肌。这4块肌中，位于中部浅层的为股直肌，起自髂前下棘；股内侧肌、股外侧肌分居股直肌两侧，分别起自股骨粗线的内、外侧唇；股中间肌位于股直肌的深面，起自股骨体的前面。4个头向下形成一个腱，包绕髌骨的前面和两侧，继而下延为髌韧带，止于胫骨粗隆。

12. 大腿肌内侧群　在大腿的内侧，共5块，分3层排列：浅层3块，自外侧向内侧分别为耻骨肌、长收肌和股薄肌；中层1块，在耻骨肌和长收肌的深面，为短收肌；深层也1块，在短收肌的深方，为一宽而厚的三角形肌，为大收肌。内侧肌群均起自闭孔周围的耻骨支、坐骨支和坐骨结节等骨面，除股薄肌止于胫骨上端的内侧以外，其他各肌都止于股骨粗线。

13. 大腿肌后群　位于大腿后面，共有3块肌，分居内、外两侧：外侧为股二头肌，有长、短两个头。长头起自坐骨结节，短头起自股骨粗线，两头合并后以长腱止于腓骨头；内侧有浅、深两块：浅部的为半腱肌，肌腱细长，几乎占肌的一半，与股二头肌长头一同起自坐骨结节，止于胫骨上端的内侧；深部的为半膜肌，以扁薄的腱膜起自坐骨结节，薄腱膜几乎占肌的一半，肌的下端以腱止于胫骨内侧髁的后面。

14. 小腿肌前群　位于小腿前外侧，分浅，深2层。浅层2块，位于内侧的为胫骨前肌，外侧的为趾长伸肌。胫骨前肌起自胫骨外侧面，肌腱向下经距小腿关节前方，至足的内侧缘，止于内侧楔骨和第1跖骨底的足底面。趾长伸肌起自腓骨前面、胫骨上端和小腿骨间膜，向下至足骨，分为4条腱，分别止于第2～5趾背，移行于趾背腱膜，止于中节和远节趾骨底。深层1块：位于胫骨前肌和趾长伸肌的深方，为姆长伸肌，起自腓骨内侧面的下2/3和骨间膜，肌腱经足背，止于姆趾远节趾骨底。

15. 小腿外侧肌群　在小腿外侧观察2块肌，分浅、深两部分。浅部肌为腓骨长肌，深部肌为腓骨短肌。两肌均起自腓骨的外侧面，腓骨长肌起点较高，并覆盖腓骨短肌。两肌的腱经外踝的后面转向前，在跟骨外侧面分开，短肌腱向前止于第5跖骨粗隆，长肌腱绕至足底，斜行至足的内侧缘，止于内侧楔骨和第1跖骨底。

16. 小腿肌后群　在小腿的后面观察小腿肌后群，分浅、深两层。

浅层：为小腿三头肌。其中，两个头位置浅表，又称腓肠肌，另一个头位置较深，是比目鱼肌。腓肠肌的内、外侧两头起自股骨内、外侧髁的骨面，两头相合，约在小腿中点移行为腱。比目鱼肌起自腓骨后面的上部和胫骨的比目鱼肌线。3个头会合，向下续为跟腱，止于跟骨。

深层：有4块肌。1块在上方为腘肌，斜位于腘窝底，起自股骨外侧髁的外侧部分，止于胫骨的比目鱼肌线以上的骨面。其余3块在下方，居中的为胫骨后肌，内侧的为趾长屈肌，外侧的为踇长屈肌。胫骨后肌起自胫骨、腓骨和小腿骨间膜的后面，长腱经内踝之后，到足底内侧，止于舟骨粗隆和内侧、中间及外侧楔骨。趾长屈肌起自胫骨后面，它的长腱经内踝后方至足底，在足底分为4条腱，止于第2～5趾的远节趾骨底，踇长屈肌起自腓骨后面，长腱经内踝之后至足底，止于踇趾远节趾骨底。

17. 足肌　在足的背部和足底部观察足背肌和足底肌。

足背肌：较弱小，有踇短伸肌和趾短伸肌两种。两肌均起自跟骨前端的上面和外侧面，踇短伸肌止于踇趾近节趾骨，趾短伸肌止于第2～4趾近节趾骨底。

足底肌：有3群。

内侧群：在踇趾一侧，有踇收肌、踇短屈肌和踇展肌。

中间群：位于足底中部，主要有足底方肌、趾短屈肌、蚓状肌、骨间足底肌、骨间背侧肌。

外侧群：在小趾一侧，有小趾展肌和小趾短屈肌。

七、思考题

1. 患腹股沟斜疝、直疝时，腹腔内容物分别经哪些结构向腔外突出？
2. 说出胸锁乳突肌的起止点。一侧胸锁乳突肌麻痹时的临床表现如何？
3. 肩关节的运动形式有哪些？每一种运动形式都是由哪些肌肉运动产生的？
4. 何谓足的内翻、外翻？使足内翻、外翻的肌肉有哪些？
5. 参与呼吸运动的肌肉有哪些？
6. 阑尾炎时经麦氏点作切口进入腹膜腔需经哪些层次？
7. 在脐下2cm和6cm处分别经腹直肌打开腹壁，各经过腹壁的哪些结构？

（高恒宇）

内 脏 学

第四章 总 论

一、预习要求

预习胸部的标志线、腹部的分区。

二、重点

胸部的标志线、腹部的分区。

三、注意事项

1. 骨架的骨头连接较薄弱，注意保护。
2. 可以在自己身体上进行触摸，观察体表标志、分区。

四、教学内容

从骨架标本及活体上观察胸部的标志线。

1. 前正中线：沿身体前面正中所做的垂线。
2. 胸骨线：沿着胸骨外侧缘所做的垂线。
3. 锁骨中线：通过锁骨中点所做的垂线。
4. 胸骨旁线：在锁骨中线和胸骨线之间的中点所做的垂线。
5. 腋前线：沿腋前襞向下所做的垂线。
6. 腋后线：沿腋后襞向下所做的垂线。
7. 腋中线：沿腋前、后线之间的中点向下所做的垂线。
8. 肩胛线：通过肩胛骨下角向下所做的垂线。
9. 后正中线：沿身体后面正中所做的垂线。

从大体标本观察腹部的分区。

在临床上，通过脐做横线与垂直线，将腹部分为左、右上腹和左、右下腹4个区。为了能把腹腔脏器的位置更准确的定位，在腹部前面，用2条横线和2条垂线将腹部分为9个区。上横线是左、右侧第10肋最低点的连线。下横线是左、右侧髂结节的连线。2条垂线是指通过两侧腹股沟韧带中点向下所做的垂线并且其与2条横线相交。通过以上4条线将腹部分为9个区：左、右两侧自上而下为左、右季肋区，左、右腹外侧区，左、右腹股沟区；中间自上而下为腹上区、脐区、耻区（腹下区）。

（高恒宇）

第五章 消化系统

第一节 消化管

一、预习要求

预习唇、颊、腭的形态。咽峡的构成。腭扁桃体的位置、形态。牙的形态及构成。颏舌肌的起止、位置。舌的形态和舌粘膜特征。口腔腺的位置、形态及各腺管的开口部位。口腔的分部及界限。咽的形态、位置、分部、交通。食管的位置、形态及狭窄部位。胃的形态、位置。十二指肠的形态、位置及粘膜特征。空、回肠的位置和形态特征。大肠的分部和结肠的形态、特点。盲肠及阑尾的形态、特点及阑尾根部的体表投影。结肠的分部及各部的位置。直肠的形态、位置和构造。

二、重点

消化管各器官的位置、形态及结构特点。

三、难点

1. 咽的分部、各部形态结构。
2. 肛管的形态结构。

四、标本教具

（一）标本
1. 大体标本的消化系统全套标本。
2. 头颈正中矢状切（示鼻、咽、喉）标本。
3. 离体胃、肝、大小肠、肝外胆道，三大唾液腺及导管标本。
4. 切开的十二指肠、直肠及肛管标本。
（二）模型
1. 胃、十二指肠、结肠和直肠模型。
2. 盆腔正中矢状切模型。
（三）挂图
消化系统相关内容挂图。

五、注意事项

（一）除观察固定标本外，对于口腔、牙、舌、口咽要相互间作活体观察。
（二）观察标本时动作要轻，以免损坏标本。

六、教学内容

在胸、腹部打开的大体标本观察消化系统的总体构成情况。消化管：口腔、咽、食管、胃、小肠、大肠；消化腺：肝、胰。

（一）口腔

在口腔及咽峡标本上观察（图5-1），口腔的前部为上、下唇，它的外面是皮肤，中间是口轮匝肌，内面为粘膜。在上唇外面中线上有一纵行浅沟，为人中。上唇两侧与颊部的分界是弧形的鼻唇沟。上、下唇围成的裂隙为口裂，在它的两侧，上、下唇结合处为口角。在上、下唇内面正中线处，与牙龈基部之间各有一粘膜皱襞相连，称为上、下唇系带。牙龈是附着于牙颈处的粘膜。口腔的两侧是颊，它由外部的皮肤、中间层的颊肌和内部的粘膜构成。口腔的顶是腭，它的前2/3为硬腭，硬腭的基础是上颌骨的腭突及腭骨的水平板，表面覆盖粘膜。腭的后1/3为软腭，它的后部向后下方下垂的部分为腭帆，其后缘游离，后缘的正中部垂向下方的突起，为腭垂。软腭的两侧各向下方分出两个皱襞：前方的一对为腭舌弓，连于舌根的外侧；后方的一对为腭咽弓，向下连于咽侧壁。作为口腔和咽的分界的咽峡是由腭垂、腭帆游离缘、两侧的腭舌弓及舌根围成。

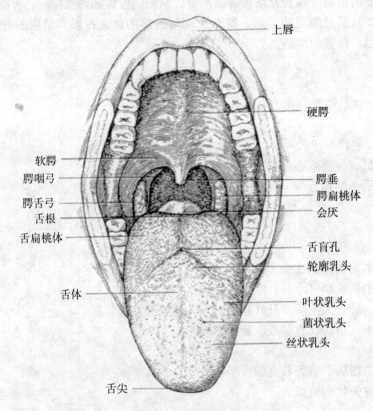

图5-1 口腔及咽峡

牙镶嵌于上、下颌骨牙槽突的牙槽内，露在口腔内的部分为牙冠，嵌于牙槽内的部分为牙根，介于牙冠和牙根之间的部分为牙颈。切牙的牙冠扁平，尖牙的牙冠呈锥形，磨牙的牙冠呈方形，上颌的磨牙有3个牙根，下颌的磨牙有2个牙根。用模型观察牙腔，在牙冠内有牙冠腔，在牙根内有牙根管，牙根尖端有牙根尖孔。

在口腔标本上观察舌，它的前2/3为舌体，后1/3为舌根，舌体和舌根在舌背上的分界是向前开放的"V"形的界沟。在舌根背部有小突起，呈结节状，称舌扁桃体。舌系带是舌下面的粘膜在舌的正中线上的粘膜皱襞连于口腔底的前部，它的根部两侧有一对小圆形隆起，为舌下阜，其向口底后外侧延续的粘膜皱襞为舌下襞。舌外肌中的颏舌肌起自下颌体后面的颏棘，止于舌中线两侧。

口腔腺：在头部侧面暴露腮腺的标本上观察，腮腺的形状不规则，浅部位于耳廓的前下方，深部位于下颌支与胸锁乳突肌之间。腮腺管从腮腺的前缘发出，在颧弓下一横指处，横越咬肌表面，穿过颊肌开口于与上颌第 2 磨牙相对的颊粘膜上的腮腺管乳头。在下颌骨下缘及二腹肌的前、后腹所围成的下颌下腺窝内，可见到下颌下腺，其导管从腺的内侧面发出，沿口底粘膜深面前行，开口于舌下阜。在舌下襞的深面能见到舌下腺，其小管直接开口于舌下襞，大管直接开口于舌下阜。

（二）咽

在头颈部正中矢状切面的标本上观察（图 5-2），咽是呈漏斗形的肌性管道，位于第 1～6 颈椎前方，上方固着于颅底，向下于第 6 颈椎体下缘续于食管。它的后壁及侧壁完整，前壁不完整。咽腔分别以腭帆游离缘及会厌上缘为界，分为鼻咽、口咽、喉咽三部。鼻咽介于颅底和腭帆游离缘平面之间，向前经鼻后孔与鼻腔相通。鼻咽的两侧壁距下鼻甲后端之后约 1cm 处，有咽鼓管咽口，此口呈镰状或三角形，鼻咽腔经此口通向中耳鼓室。在咽鼓管咽口的前、上、后方形成明显的隆起，称为咽鼓管圆枕，它是寻找咽鼓管咽口的标志。在咽鼓管圆枕的后方与咽后壁之间有一凹陷，称咽隐窝，是鼻咽癌的好发部位。

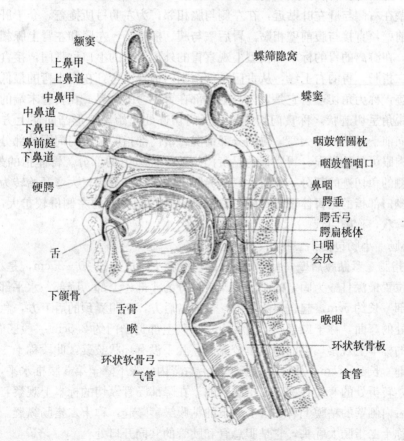

图 5-2 头、颈部正中矢状切面

口咽介于腭帆游离缘及会厌上缘平面之间，向上通鼻咽，向下通喉咽，向前经咽峡与口腔相通。口咽的前壁主要为舌根后部，由此有一粘膜皱襞与会厌相连，称舌会厌正中襞，襞两侧的凹陷称会厌谷。在口咽的侧壁上，于腭舌弓与腭咽弓之间的扁桃体窝内，可见到腭扁桃体，它是由淋巴组织与上皮紧密连结构成。

喉咽介于会厌上缘与环状软骨下缘平面之间，向下与食管相续，向前经喉口与喉腔相通。在喉的两侧与甲状软骨内面之间，粘膜下陷形成梨状隐窝。

（三）食管

在大体标本上观察，食管是一个肌性管道，上端起自咽下缘，相当于环状软骨或第6颈椎下缘。下端终于胃的贲门，相当于第11胸椎左侧，前方平对第7肋软骨。在大体标本上，且只保留气管、主支气管和主动脉的标本上观察，食管根据它的行程分3部：颈部是从环状软骨下缘至胸骨颈静脉切迹处的一段，长大约5cm；胸部是从颈静脉切迹水平至膈的食管裂孔处的一段，长约18cm；腹部是从膈的食管裂孔至胃的贲门之间的一段，长1～2cm。从食管管径的粗细上区分，我们可以用手直接感觉到，食管的管径有3处狭窄：第1处狭窄在起始处，距上颌中切牙15cm；第2处狭窄在左主支气管跨越食管的左前方处，距上颌中切牙约25cm。第3处狭窄在穿膈的食管裂孔处，距上颌中切牙约40cm。

（四）胃

大体标本上观察，胃是呈囊袋状的中空性器官，大部分位于左季肋区，小部分位于腹上区。胃的前壁在右侧与肝左叶贴近，在左侧与膈相邻，为左肋弓所掩盖。介于肝左叶与左肋弓之间的胃前壁，直接与腹前壁相贴。胃后壁与胰、横结肠、左肾和左肾上腺相邻，胃底与膈和脾相邻。在游离的胃的标本和模型上观察胃的外形：胃的上口称贲门，接食管。下口称幽门，通十二指肠。胃的右上缘，从贲门延伸至幽门称胃小弯，在胃小弯的最低处，可见到一明显的切迹，称为角切迹，它是胃体与幽门部在胃小弯的分界。在食管末端的左缘与胃大弯起始处的锐角呈切迹状，称贲门切迹。从贲门切迹处起始呈弧形凸向左上方，继而凸向左，之后凸向前下方的为胃大弯。胃的分部情况：贲门部指的是贲门周围的部分，与胃的其他部分没有肉眼可见的界限。胃底指的是贲门切迹平面以上的部分。胃体指的是上续胃底，下至胃小弯侧的角切迹的部分，在胃大弯侧界限不明显，一般以胃大弯开始转为近于横向行走处为界。幽门部指的是胃体下界与幽门之间的部分。幽门部的左侧份较扩大，称幽门窦；右侧份呈长管状，称幽门管。

（五）小肠　小肠包括十二指肠、空肠、回肠。

1. 十二指肠　紧贴腹后壁，呈"C"字形包绕胰头，成人长20～25cm，是小肠中最短、管径最大、位置最深且最为固定的小肠段。它可分为4部：上部、降部、水平部和升部。

（1）上部　长约5cm，起自胃的幽门，走向右后方，至胆囊颈的后下方，急转向下成为降部，转折处的弯曲，称十二指肠上曲。十二指肠上部近幽门约2.5cm一段肠管，壁较薄，在肠管打开的标本上观察，内面的粘膜较光滑，几乎没有环状皱襞，此段称十二指肠球。

（2）降部　长7～8cm，从十二指肠上曲沿右肾内侧缘下降至第3腰椎水平，弯向左侧，水平向左行，转折处的弯曲，称十二指肠下曲。在降部肠管纵切的标本上观察，粘膜有许多环状襞，于后内侧壁的粘膜上有一自上而下的粘膜皱襞隆起，称十二指肠纵襞。此襞下端有圆形隆起，称十二指肠大乳头，它是胆总管和胰管的共同开口处。

（3）水平部　长约10cm，自十二指肠下曲开始，向左横行至第3腰椎左侧续于升部。

（4）升部　长2～3cm，自第3腰椎左侧向上，到达第2腰椎左侧急转向前下方，急转处的弯曲，称十二指肠空肠曲。此曲由十二指肠悬肌连于膈右脚。

2. 空肠与回肠　空肠始于十二指肠空肠曲，占空、回肠全长的近侧 2/5，位于腹腔的左上部；回肠占空、回肠远侧近 3/5，在右髂窝续盲肠。回肠位于腹腔的右下部，部分位于盆腔内。

空、回肠均由腹膜形成的小肠系膜连于腹后壁，其活动性比十二指肠大得多。在空、回肠的管腔切开的标本上，能见到由粘膜形成的环状襞。环状襞在空肠的上 1/3 段，最密最高，向下逐渐变少变小，回肠下部几乎消失。

（六）大肠

除直肠、肛管以及阑尾外，结肠和盲肠上有 3 种特征性结构，即结肠带、结肠袋和肠脂垂。用肉眼或手摸能感到在肠壁的表面有 3 条由纵行肌增厚形成的纵行的结肠带，其沿肠的纵轴排列，3 条结肠带均汇集于阑尾根部。另外，在肠管表面能见到肠管由于结肠带较肠管短，而使肠管皱缩成结肠袋，呈由肠管向外膨出的囊状突起。最后在结肠带两侧能见到许多小突起，是由浆膜及其包含的脂肪组织形成。如果将肠管切开，在结肠的内面，相当于结肠袋间的横沟处，能见到由环行肌增厚形成的结肠半月襞。

1. 盲肠　是大肠的起始部，下端是膨大的盲端，左侧与回肠末端相连，上续升结肠。自回肠与盲肠交接处将肠管切开，能见到在回于开口处由回肠突入盲肠形成的上、下两个半月形的瓣，称为回盲瓣。此瓣是盲肠与升结肠及回肠的分界。总体上看，盲肠位于右髂窝内。

2. 阑尾根部　连于盲肠的后内侧壁，远端游离，平均长 6～8cm，管径 0.5～1cm，管腔狭小，经阑尾口开口于盲肠的后内侧壁。打开腹腔，我们可以沿着 3 条结肠带在盲肠上的汇集点找到阑尾的根部。在体表，我们可以用两个点找到阑尾根部的体表投影。即麦氏点和 Lanz 点。麦氏点是脐与右髂前上棘连线的中、外 1/3 交点处。Lanz 点是左、右髂前上棘连线的右、中 1/3 交点处。

3. 结肠　在右髂窝内续于盲肠，在第 3 骶椎平面延伸为直肠。结肠分为升结肠、横结肠、降结肠和乙状结肠 4 部，大部分固定于腹后壁。

（1）升结肠　居盲肠与结肠右曲之间。升结肠的后壁借结缔组织贴附于右肾和腰大肌前面，活动度甚小。

（2）横结肠　起自结肠右曲，向左横行，止于结肠左曲。横结肠由横结肠系膜连于腹后壁，活动度较大，其中部下垂至脐或低于脐平面。结肠右曲位于肝右叶下方和右肾下端的前方。结肠左曲接近脾和胰尾。

（3）降结肠　自结肠左曲起，沿左肾与腰大肌前面下行，至左髂嵴外延续于乙状结肠。

（4）乙状结肠　上接降结肠，下至第 3 骶椎平面接续直肠。由于有由腹膜形成的乙状结肠系膜连于骨盆侧壁，其活动性较大。乙状结肠全长呈"乙"字形弯曲。

4. 直肠　位于小骨盆腔的后部，上端在第 3 骶椎平面与乙状结肠相接，向下沿第 4～5 骶椎和尾骨前面下行，穿过盆膈移行为肛管，全长 10～14cm。直肠并非笔直，在矢状面上有 2 个弯曲，即骶曲和会阴曲。前者由于直肠在骶、尾骨前面下降，形成凸向后方的弯曲；后者是直肠绕过尾骨尖形成凸向前方的弯曲。直肠的管腔至直肠下部膨大成为直肠壶腹。纵切的直肠内面有 3 个直肠横襞，由粘膜及环行肌构成。最上方的直肠横襞接近直肠、乙状结肠交接处，位于直肠左壁，距肛门约 11cm。中间的直肠横襞大而明显，位置最恒定，位于直肠右壁，距肛门约 7cm。最下方的一条直肠横襞多位于直肠左壁。

5. 肛管　主要在模型上观察。肛管内面有 6～10 条纵行的粘膜皱襞，称为肛柱。肛柱上端之间，彼此借半月形的粘膜皱襞相连，称为肛瓣。肛瓣与肛柱下端共同围成小隐窝称肛窦。

肛柱下端与肛瓣基部连成锯齿状环行线，称为齿状线。在齿状线的下方，肛管内面由于肛门内括约肌紧缩，而形成略微凸起的环行带，称肛梳。在肛门上方 1～1.5cm 处，在活体上可见皮肤上有浅蓝色的环行线，称白线，实际上白线为一环行浅沟。白线距齿状线的距离约 1cm，所以说肛梳是一宽约 1cm 的环行带。

七、思考题

1. 简述三对大唾液腺的位置和其导管的开口部位。
2. 试述咽的分部和交通。
3. 试述食管的三个狭窄的位置和距中切牙的距离。
4. 试述胃的形态和分部。
5. 试述空、回肠在形态结构上的区别。
6. 区别大肠和小肠的三种特征性结构是什么？如何形成的？
7. 试述阑尾根部的体表投影。
8. 试述肛管齿状线上下部的不同点。
9. 十二指肠悬韧带的位置和构成是怎样的？

（高恒宇）

第二节　消化腺

一、预习要求

预习肝的形态和位置。胆囊的形态、位置、胆囊底的体表投影。输胆管道的组成。胆总管及胰管的汇合、开口部位及胆汁的排出途径。胰的形态、位置。

二、重点

（一）肝的形态、位置。
（二）肝外胆道的组成及结构特点；胆囊的形态、位置。
（三）胆汁的排泄途径。

三、难点

（一）肝的形态、位置。
（二）肝外胆道的组成及结构特点。

四、标本教具

（一）标本
1. 大体标本的消化系统全套标本。
2. 离体肝、胰腺、肝外胆道标本。

（二）模型

1. 肝、脾和胰模型。

2. 肝外胆道模型。

（三）挂图

消化系统的相关内容挂图。

五、注意事项

观察时动作要轻柔，以免损坏标本。

六、教学内容

（一）肝

首先在大体标本上观察肝的位置、毗邻及体表投影。肝大部分位于右季肋区和腹上区，小部分位于左季肋区，被胸廓所掩盖，仅在腹上区左、右肋弓间露出，直接接触腹前壁。肝的脏面在左叶与胃前壁相邻，后上部邻接食管腹部；在右叶，前部与结肠右曲相邻；中部近肝门处邻接十二指肠上曲，后部邻接右肾和右肾上腺。

肝的上界与膈穹窿一致，在右侧锁骨中线上平第5肋间或第5肋，再向左，肝上界经胸骨体与剑突结合，最后终于左侧第5肋间左锁骨中线附近。肝下界即肝下缘，在右锁骨中线的右侧，肝下缘与右肋弓大体一致，故体检时在右肋弓下不能触到肝。

在肝的游离标本上观察肝的外形。肝在活体呈红褐色，质软而脆。肝呈不规则的楔形。肝的膈面隆凸，与膈穹窿一致，膈面的前部借由腹膜形成的镰状韧带把肝从膈面分为肝右叶和肝左叶。肝右叶大而肥厚，肝左叶薄而小。膈面后部没有腹膜覆盖的部分称裸区。肝的脏面朝向下后方，脏面的中间部有一横沟，称肝门，长约5cm。出入肝的结构中较大的结构有肝固有动脉左支、肝固有动脉右支、肝左管、肝右管、门静脉等。这3种主要结构的位置关系是：肝左、右管在前，肝固有动脉的左、右支居中，肝门静脉左、右支居后。肝门左侧可见一较深的狭裂，称左纵沟。此沟的前部称肝圆韧带裂，有肝圆韧带经过。此沟的后部称静脉韧带裂，有静脉韧带经过。肝门的右侧有一不连续的纵沟，称右纵沟。此沟的前部呈一窝形，自肝的下缘向后可达肝门，内容胆囊。相当于右纵沟的后部，于肝裸区的左侧部分有一较宽的沟，称腔静脉沟，内有下腔静脉通过。总的来说，从肝的脏面观察，主要的沟、裂、窝，整体似英文字母"H"，将肝从脏面分4个叶：左叶位于左纵沟的左侧；方叶位于肝门之前，左、右纵沟之间；尾状叶位于肝门之后，左、右纵沟之间；右叶位于右纵沟的右侧。在肝下缘与胆囊底及肝圆韧带接触处有胆囊切迹与肝圆韧带切迹。

（二）肝外胆道

在大体标本上观察：肝总管由肝左管和肝右管汇合而成，位于肝十二指肠韧带内，其下端与胆囊管会合成胆总管，胆总管向下与胰管会合，形成略膨大的肝胰壶腹，开口于十二指肠大乳头。这是从总体上观察肝外胆道的组成情况。

1. 胆囊　呈长梨形，长8～12cm，宽3～5cm，容量40～60ml，位于胆囊窝内，借结缔组织与肝相连。胆囊分底、体、颈3部，胆囊底是胆囊的盲端，圆钝而略膨大。胆囊底指向下方，多露出于肝下缘。胆囊底的体表投影位置在右腹直肌外侧缘与右肋弓相交处。胆囊体向后逐渐变细为胆囊颈，它细而弯曲，然后急转向后下方与胆囊管相续。胆囊管长3～4cm，直径约0.3cm，打开胆囊管，其粘膜形成螺旋状的皱襞，称螺旋襞。胆囊三角指的是胆囊管、肝总管和肝的脏面围成的三角形区域，一般有至胆囊的胆囊动脉经过此三角。

2. 胆总管　起自肝总管与胆囊管的会合点，向下与胰管相会合，长 4～8cm，直径 3～6mm。起始段位于十二指肠上部上方，在肝十二指肠韧带内，然后居十二指肠上部后方，再向下，在胰头与十二指肠降部之间或胰头之后，最后斜穿十二指肠降部的后内侧壁中，在此与胰管汇合。

（三）胰

在大体标本上观察。

在腹腔打开的标本上，我们能见到，胰是一狭长形的腺体，全长 14～20cm，胰体略呈三棱形，横卧于腹后壁，平第 1～2 腰椎，分头、体、尾 3 部。

胰头为右端膨大部分，其上、下方和右侧被十二指肠包绕。在胰头的下部有一向左后上方的钩突，将肠系膜上动、静脉夹在胰头和钩突之间。胰体位于胰头和胰尾之间，较长，占胰的大部分。胰体的前面隔网膜囊与胃相邻。胰尾较细，向左上方抵达脾门。所谓的胰颈是指位于胰头和胰体之间狭窄部分，长 2～2.5cm，胃幽门位于其前上方，肠系膜上静脉和脾静脉在其后方汇合成肝门静脉。

在剥开胰的实质的标本上，接近胰的后面，与胰的长轴一致，有一从胰尾经胰体走向胰头的胰管，最后于十二指肠降部的后内侧壁内与胆总管会合成肝胰壶腹。

七、思考题

1. 某人患急性阑尾炎时需要立即进行阑尾切除术，请问：

（1）阑尾位于何处？通常有哪几种位置？

（2）打开腹膜腔后，如何区分大肠和小肠？

（3）如何才能准确迅速地找到阑尾？

（4）阑尾的动脉结扎应如何进行？

2. 进食后胆汁是怎样排出的？

3. 试述肝的形态，肝叶如何区分？

4. 导管通过十二指肠逆行进入肝脏所经途径。

（高恒宇）

第六章 呼吸系统

第一节 呼吸道

一、预习要求

预习鼻的形态、位置。鼻腔的分部及各部的形态结构。鼻旁窦的位置和开口部位。喉的位置、主要体表标志及性别差异。喉的形态结构。喉的软骨、连结及喉肌的位置及形态。气管的位置和构造。左右主支气管的形态差别。

二、重点

（一）鼻旁窦的位置、开口。

（二）鼻腔的分部及各部的形态结构。

（三）喉的位置和喉腔的分部及各部的形态结构。

三、难点

喉的位置和喉腔的分部及各部的形态结构。

四、标本教具

（一）标本

1. 头颈正中矢状切（示鼻、咽、喉）标本。

2. 离体喉、气管、喉软骨。

3. 切开喉、喉肌标本。

（二）模型

1. 咽模型

2. 喉模型

（三）挂图

呼吸系统各相关内容挂图

五、注意事项

（一）呼吸系统的结构比较小，同学实验时须仔细观察。

（二）观察时动作要轻柔，以免损坏标本。

六、教学内容

（一）外鼻

头颅面部完整的标本上观察：外鼻位于颜面中央。上端狭窄，与额部相连的部分是鼻根，在鼻根向下延成鼻背，其末端隆起成为鼻尖。鼻尖的两侧呈膨隆状态称鼻翼。外鼻下方的开口称为鼻孔，为气体出入的门户，主要由鼻翼和鼻柱围成。鼻柱为鼻中隔前下部的游离缘。

（二）鼻腔

在头面部正中矢状切面的标本上观察：鼻腔是由骨和软骨构成的空腔，内衬以粘膜和皮肤，并被鼻中隔分为左、右两个鼻腔。每侧鼻腔向前经鼻孔和外界相通，向后经鼻后孔通咽，并可分为前下部的鼻前庭和后部的固有鼻腔。

1. 鼻前庭　由鼻翼围成，上方以一称为鼻阈的弧形隆起与固有鼻腔分界。鼻前庭内面衬以皮肤，长有粗硬的鼻毛。

2. 固有鼻腔　前至鼻阈，后借鼻后孔通咽，由骨性和软骨性鼻腔衬以粘膜构成，其形态与骨性鼻腔大致相同，可分为底、顶、内侧壁和外侧壁。底即口腔顶，由硬腭和软腭构成。鼻腔顶狭窄，由鼻骨、额骨、筛骨筛板和蝶骨体等覆以粘膜构成。左、右两鼻腔的共同内侧壁是鼻中隔，它是由筛骨的垂直板、犁骨和鼻中隔软骨构成，往往偏向一侧或成"S"状弯曲。鼻腔的外侧壁由上而下有 3 个向内下方突出的鼻甲，分别为上、中、下鼻甲。位于各鼻甲下方并被鼻甲所遮蔽的空隙，称为上、中、下鼻道。在上鼻甲后上方的凹陷，称蝶筛隐窝。位于诸鼻甲与鼻中隔之间的间隙，称为总鼻道。

将中鼻甲切除，在中鼻道中部可见一凹向上的弧形裂隙，称为半月裂孔，其前端有通向前上方的漏斗形管道，名为筛漏斗。半月裂孔的前上方的圆形隆起为筛泡。

（三）鼻旁窦

在鼻腔的正中矢状切面的标本上观察。

上颌窦在上颌骨的骨体内，把上颌骨的骨体凿开即能见到一骨性腔隙，容量为 12～13ml。其上壁即眶下壁，较薄；下壁为上颌骨的牙槽突；前壁即上颌骨体前面的尖牙窝；内侧壁即鼻腔的外侧壁，邻接中、下鼻道。上颌窦借窦口开口于中鼻道。

额窦位于眉弓深面两层骨板之间，把额骨在眉弓处打开即可见到骨性的空腔，此腔一般呈三角形，窦口多开口于中鼻道前部的筛漏斗。

蝶窦位于蝶骨体内，把蝶骨体从垂体窝处打开，即可见到骨性中隔两侧各有一骨性腔隙即蝶窦，其上壁与视交叉和垂体相邻，向前借蝶窦口开口于蝶筛隐窝。

筛窦位于鼻腔外侧壁上份与眶内侧壁上份之间，从鼻腔外侧壁上份打开，即可见到位于筛骨迷路内的筛小房，即含气的骨性小腔。每侧筛小房均可分前、中、后筛窦。前、中筛窦分别开口于中鼻道的筛漏斗和筛泡，后筛窦开口于上鼻道。

（四）喉

在模型和游离的喉标本上观察：喉是以数块软骨作为支架，各软骨借关节、韧带及纤维膜相连结，内衬以粘膜，并有喉肌附着。

在头颈部矢状切面标本上观察：喉位于颈前部中份，平对第 5～6 颈椎高度。喉向上借喉口通咽，向下续气管。前方被皮肤、浅筋膜、深筋膜和舌骨下肌群覆盖，后方是喉咽部。喉两侧邻颈部大血管、神经和甲状腺侧叶等。

1. 喉软骨　在喉软骨的模型上观察：喉软骨由不成对的甲状软骨、环状软骨、会厌软骨及成对的杓状软骨构成。

甲状软骨是喉软骨中最大的一块，组成喉的前外侧壁，由左、右两个方形软骨板构成。两板前缘以直角相连形成前角。前角上端向前突出，称为喉结；前角上缘两板之间的凹陷，为甲状软骨上切迹。两板后缘游离，向上、下方各伸出一个突出，称为上、下角。上角较长，借韧带与舌骨大角相连；下角较短，下端内侧有一小关节面，与环状软骨构成关节。

环状软骨位于甲状软骨下方，形似指环，前部窄低，称环状软骨弓；后部宽而高，称为环状软骨板。环状软骨高度约平第6颈椎。环状软骨板的上缘与杓状软骨底相关节处有一对小关节面。弓板交界处外侧面上有与甲状软骨下角相关节的关节面。环状软骨下缘借韧带与气管相连。

杓状软骨位于环状软骨板上缘之上，是一对略呈三棱锥体形的软骨，尖向上，底朝下与环状软骨板相关节。底向前方的突起称为声带突，有声韧带附着；向外侧较钝的突起称为肌突。

会厌软骨形似树叶，上宽下窄。其下端狭窄成茎，附于甲状软骨前角内面；上部宽阔，前部稍突，对向舌根，后面略凹，朝向喉前庭。

2. 喉的连结　在喉的模型上观察。

（1）环杓关节：由杓状软骨底与环状软骨板上缘的关节面连结构成。杓状软骨通过此关节可沿垂直轴做旋转运动，亦可向左、右滑动，使声门裂开大或缩小。

（2）环甲关节：由甲状软骨下角的关节面与环状软骨弓和板交界处外侧面上的关节面连结构成。甲状软骨通过此关节可在冠状轴上做前倾和复位运动，使甲状软骨前角与杓状软骨声带突之间的距离增大或缩小，从而使声襞紧张或松弛。

（3）弹性圆锥：是张于环状软骨弓上缘、甲状软骨前角后面和杓状软骨声带突之间的膜状结构。整体呈上窄下宽的圆锥状，位于两侧声带突和甲状软骨前角后面之间的游离上缘，称为声韧带，是构成声襞的基础。

（4）方形膜：位于会厌软骨侧缘、甲状软骨前角后面和杓状软骨前内侧缘之间，呈斜方形。此膜上缘位于杓状会厌襞内，下缘游离形成大致与声韧带平行的前庭韧带，是构成前庭襞的基础。

（5）甲状舌骨膜：是连于甲状软骨上缘与舌骨之间的薄膜。

（6）环状软骨气管韧带：是连于环状软骨与第1气管软骨之间的韧带。

3. 喉肌　在模型上观察环甲肌在喉的前面，起自环状软骨弓的前外侧面，止于甲状软骨的下缘和下角。环杓后肌位于环状软骨板后面，起于环状软骨板后面，止于杓状软骨肌突。环杓侧肌位于喉的侧部，起自环状软骨弓的上缘和外面，向后上止于杓状软骨肌突。甲杓肌在声襞内，起于甲状软骨前角内面，止于杓状软骨外面和声带突。

4. 喉腔　在颈部矢状断面标本上观察喉的入口称为喉口，朝向后上方，由会厌上缘、杓状会厌襞和杓间切迹围成。在喉腔中部侧壁上，有上、下两对呈矢状位的粘膜皱襞。

前庭襞之间的裂隙为前庭裂。声襞间的裂隙为声门裂。声门裂前3/5位于两侧声襞之间的为膜间部，位于杓状软骨底部之间的为软骨间部。前庭裂平面至声门裂平面间的部分是喉腔中部，称为喉中间腔，其两侧向侧方突出至前庭襞与声襞之间的梭形隐窝，为喉室。

声门裂平面至环状软骨下缘平面之间的部分为声门下腔，呈上窄下宽的圆锥状。前庭襞平面至喉口之间的部分称为喉前庭，呈上宽下窄的漏斗状。

（五）气管、主支气管

气管和主支气管是连于喉和肺之间的管道。它们均以"C"字形的透明软骨为支架，"C"形软骨的开口向后，由平滑肌和结缔组织构成的膜封闭。连接相邻软骨间的是环状韧带。

1. 气管　上端平第6颈椎下缘，起自环状软骨下缘，并与喉相续，向下至胸骨角平面，分为左、右两主支气管。气管通常由 14～18 个软骨作为支架。分权处为气管权，内面形成上凸的纵嵴，呈半月形，为气管隆嵴。

在大体标本上观察：根据气管的行程和位置，把气管分为颈、胸两部。颈部沿前正中线下行，在颈静脉切迹上方可摸到。前面除舌骨下肌外，在第 2～4 气管软骨的前方有甲状腺峡，两侧邻近颈部的大血管和甲状腺侧叶，后方贴近食管；胸部较长，位于上纵隔内及两侧胸膜腔之间，前方有胸腺、左头臂静脉和主动脉弓，后方仍紧贴食管。

2. 主支气管　右主支气管短粗，平均长度：男性为 2.1cm，女性为 1.9cm。走向较为陡直，与气管中线延长线形成 22°～25°角，约在平第 5 胸椎体高度处经肺门入右肺。左主支气管细长，从食管的左前方跨过，平均长度：男性为 4.8cm，女性为 4.5cm，走向倾斜，与气管中线延长线间的夹角为 45°～50°。约在平第 6 胸椎高度处经肺门入左肺。

七、思考题

1. 试述鼻旁窦的名称、位置、开口部位及功能。

2. 经气管堕入的异物多进入哪个主支气管？

3. 喉腔最狭窄部位在哪？声门裂分哪几部？喉口由哪些结构围成？

4. 上颌窦肿物易涉及眶腔、鼻腔，感染易引起牙髓炎的原因？

5. 喉粘膜的主要形态结构和喉腔分部及临床意义。

6. 上颌窦的位置，开口部位和功能。上颌窦炎症时，为什么容易积脓？临床上一般在何处进行上颌窦穿刺？

（高恒宇）

第二节　肺

第三节　胸膜和纵隔

一、预习要求

预习肺的形态、位置及分叶。肺内支气管。胸膜的分部和胸膜隐窝的位置。胸膜及肺的体表投影。纵隔的分区及组成。

二、重点

1. 肺的形态、位置和分叶。
2. 胸膜的分部和胸膜隐窝的位置。

三、难点

1. 胸膜的分部和胸膜隐窝的位置。
2. 胸膜及肺的体表投影。
3. 纵隔的分区及组成。

四、标本教具

（一）标本

1. 胸部大体标本。

2. 离体肺。

3. 肺段标本。

（二）模型

1. 肺段模型。

2. 肺的透明模型。

（三）挂图

呼吸系统相关内容挂图。

五、注意事项

（一）呼吸系统的结构比较小，同学实验时须仔细观察。

（二）观察时动作要轻柔，以免损坏标本。

六、教学内容

肺

（一）肺的位置和形态

肺位于胸腔内，纵隔两侧，膈的上方，左、右各一。左肺窄扁而略长。右肺宽短。肺表面有脏胸膜被覆，透过脏胸膜可见呈多边形的肺小叶轮廓。

肺呈圆锥形，具有肺尖、肺底肋面、内侧面和前缘、后缘、下缘。肺尖呈钝圆形，与胸膜顶相贴，向上经胸廓上口突至颈根部，超出锁骨内侧 1/3 上方 2～3cm。肺底与膈相接，故又称膈面，略向上方凹入，右肺底更明显。肋面圆凸而广阔，与肋和肋间隙贴近。内侧面朝向纵隔，故又称纵隔面，前方大部分与纵隔相接触，后方小部分与脊柱相接触，中间的椭圆形的凹陷处为肺门。

出入肺门的结构主要有：支气管动脉、支气管静脉、主支气管、肺动脉、肺静脉、淋巴管和神经等。这些结构被结缔组织包绕在一起，称为肺根。肺根内诸结构的排列自前向后依次为上肺静脉、肺动脉和主支气管。自上而下左肺根内依次为肺动脉、主支气管和下肺静脉；右肺根内为主支气管、肺动脉与下肺静脉。此外，在肺门附近有几个支气管肺门淋巴结。右肺门后方有食管压迹，上方有奇静脉沟。左肺门上方和后方有主动脉弓和胸主动脉的压迹。肺门前下方有心压迹，左侧明显。

肺的前缘锐薄。右肺前缘接近垂直；左肺前缘下份有凹入的心切迹，在心切迹的下方有一向前下方呈舌状突出的部分，称为左肺小舌。肺的后缘圆钝，也较锐利。

左肺由后上方斜向前下方的斜裂将左肺分为上、下两叶。右肺除斜裂外，还有右肺水平裂，又称右肺副裂，约在相当于腋中线处起自斜裂，水平延伸至右肺前缘，并向后至肺门前方，将右肺分为上、中、下 3 叶。

（二）肺内支气管和支气管肺段

在肺的标本和模型上观察：左、右主支气管在肺门附近按肺叶分出肺叶支气管，肺叶支气管入肺叶后再分为肺段支气管树。

肺段支气管是肺叶支气管的分支，每一肺段支气管及其分支和它所属的肺组织共同构成一个支气管肺段。

胸膜和纵隔

在大体标本上观察：胸腔是由胸廓和膈围成的腔。上界为胸廓上口，下界为膈。胸腔中部为纵隔，两侧部容纳左、右肺。

胸膜是覆在肺表面、胸壁内面、纵隔侧面和膈上面的浆膜。被覆于肺表面的是脏胸膜，与肺实质紧密结合，并折入斜裂及右肺水平裂内。被覆于胸壁内面、膈上面和纵隔侧面的部分为壁胸膜。脏、壁胸膜在肺根处相互延续，在左、右两肺周围分别形成一个完全封闭的胸膜腔。由于胸膜腔的负压及液体的吸附作用，使脏、壁胸膜紧密地贴附在一起，所以胸膜腔实际上是两个潜在的腔隙。

（一）壁胸膜

1. 肋胸膜是壁胸膜借结缔组织衬覆于胸壁内面，与胸壁之间易于剥离。前缘于胸骨后面，急转向后移行于纵隔胸膜。后缘于脊柱两侧向前反折，也连于纵隔胸膜。下缘以锐角反折移行于膈胸膜。上缘移行于胸膜顶。

2. 膈胸膜是被覆于膈上面的胸膜，与膈紧密相贴，其周缘的内侧部分向上反折移行于纵隔胸膜，其余部分则向上反折移行于肋胸膜。

3. 纵隔胸膜是被覆于纵隔两侧面的壁胸膜，呈矢状位。纵隔胸膜中部向外侧延伸作袖管状包裹肺根后移行于脏胸膜。肺根前下方的纵隔胸膜与心包愈着，称为心包胸膜。在肺根下方，纵隔胸膜移行至肺，形成一呈冠状位的双层胸膜皱襞，称为肺韧带。

4. 胸膜顶是肋胸膜和纵隔胸膜向上延伸包盖在肺尖上方所形成的圆穹部分，一般位于胸廓上口平面以上，突入颈根部。胸膜顶的最高点可达锁骨内侧 1/3 上方 2～3cm。

胸膜腔在壁胸膜某些部分反折处，留有一潜在性的腔隙，称为胸膜隐窝。最大最重要的胸膜隐窝位于肋胸膜和膈胸膜的反折处，称为肋膈隐窝，整体呈半环状。此外，左侧胸膜腔在肋胸膜与纵隔胸膜反折处，有较明显的肋纵隔隐窝。

（二）胸膜的体表投影

在骨架标本和大体标本上观察：胸膜的体表投影，主要显示壁胸膜各部之间的反折线在体表的位置。

胸膜的前界是肋胸膜和纵隔胸膜在前内侧的反折线，两侧均起自锁骨内侧 1/3 上方 2～3cm 处的胸膜顶，斜向内下方，经胸锁关节后方至胸骨柄后面，约在第 2 胸肋关节平面，左、右侧靠拢并沿中线稍偏左侧垂直下行。右侧者在第 6 胸肋关节处向右下折转移行于下界；左侧者在第 4 胸肋关节处，弯转行向外下，呈弧形，经过第 4、5 肋间隙，最远可距胸骨侧缘 2～2.5cm，至第 6 肋软骨后方，向左下折转移行于下界。两侧胸膜前界在第 2 至第 4 肋软骨平面之间相互靠拢，但在该平面的上、下方则相互分开，从而分别形成了 2 个三角形的区域，上方称胸腺区，下方称心包区。心包裸区指的是在心包区内心包的前面未被胸膜遮盖，此区在胸骨体左下半和左侧第4～6肋软骨后方。

胸膜的下界是肋胸膜和膈胸膜的反折线，右侧起自第6胸肋关节后方，左侧起自第6肋软骨后方，两侧均行向外下方，在锁骨中线处与第8肋相交，在腋中线处与第10肋相交后折转向后内侧，在肩胛线处与第11肋相交，最后在脊柱外侧处终止于第12胸椎棘突高度。

（三）肺的体表投影

肺尖的体表投影与胸膜顶大致相同。肺前界的投影与胸膜前界亦略为一致。肺下界体表投影左、右略同。在平静呼吸时，在各标志线处其投影位置均较胸膜下界高约2个肋骨，即在锁骨中线处与第6肋相交，在腋中线处与第8肋相交，在肩胛线处与第10肋相交，最后在脊柱侧缘处终止于第10胸椎棘突高度。

（四）纵隔

纵隔指的是左、右纵隔胸膜之间的全部器官、结构与结缔组织的总称。前界为胸骨，后界为脊柱胸段，两侧界为纵隔胸膜，上达胸廓上口，下至膈（图6-1、图6-2）。

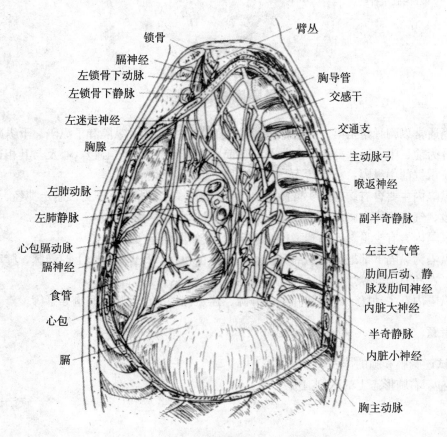

图6-1 纵隔（左侧面）

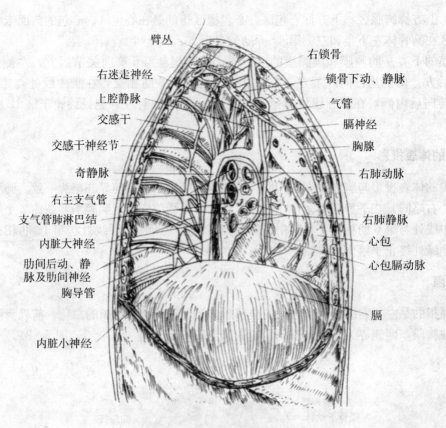

臂丛
右迷走神经
上腔静脉
交感干
交感干神经节
奇静脉
右主支气管
支气管肺淋巴结
内脏大神经
肋间后动、静脉及肋间神经
胸导管

右锁骨
锁骨下动、静脉
气管
膈神经
胸腺
右肺动脉
右肺静脉
心包
心包膈动脉

膈

内脏小神经

图 6-2 纵隔（右侧面）

纵隔通常以胸骨角至第 4 胸椎体下缘的平面为界，分为上纵隔和下纵隔。下纵隔再以心包为界分为前、中、后 3 部，即胸骨与心包前面之间的前纵隔，心包、心及与其相连的大血管根部所占据的中纵隔，心包后面与脊柱胸段之间的后纵隔。

上纵隔内主要含有胸腺、头臂静脉、上腔静脉、主动脉弓及分支、迷走神经、膈神经、食管胸段、气管胸段和胸导管等。

前纵隔内含有少量淋巴结和疏松结缔组织。

中纵隔为纵隔下部最宽阔的部分，其内有心包和心、升主动脉、上腔静脉、肺动脉干及其分支、左和右肺静脉、膈神经和气管杈等。

后纵隔内有主动脉、奇静脉和半奇静脉、迷走神经、食管胸段和胸导管等。

七、思考题

1. 试述胸膜和肺的体表投影。

2. 左、右肺形态上的区别有哪些？

（高恒宇）

58

第七章　泌尿系统

第一节　肾

一、预习要求

预习肾的形态、构造及位置。肾的被膜。肾的体表投影。

二、重点

（一）泌尿系统的组成。

（二）肾的形态、位置、被膜、体表投影和肾冠状切面上的结构（肾窦、肾盏、肾盂）。

三、难点

肾的形态、位置、被膜、体表投影和肾冠状切面上的结构（肾窦、肾盏、肾盂）。

四、标本教具

（一）标本

1. 泌尿、生殖系统原位器官的标本。

2. 肾冠状剖面标本，肾横切面标本及矢状切面标本。

3. 大体标本暴露腹膜后隙。

（二）模型及挂图

1. 肾冠状剖面模型。

2. 泌尿系统相关挂图。

五、注意事项

（一）学习各器官的形态结构时，要注意理解它们的功能，肾产生尿液，经输尿管流至膀胱储存，再经尿道排出体外。

（二）要注意男、女性尿道结构功能的不同。

（三）观察时，应将各器官放置原位。

（四）结合不同的标本观察相应的结构，未经许可不能随意切开标本显露深面结构。

六、教学内容

（一）肾的形态

肾形似蚕豆，表面光滑，新鲜时呈红褐色。正常成年男性肾平均长度约 10cm，宽约 5cm，厚约 4cm，平均重量为 134～148g。一般男性肾大于女性肾，左肾重于右肾。肾分为上、下两端，内、外侧缘和前、后两面。上端宽而薄，下端窄而厚。肾的前面较凸，朝向前外侧；后面较平坦，紧贴腹后壁。外侧缘隆凸；内侧缘中部凹陷，是肾的血管、淋巴管、神经和肾盂的出入处，称为肾门。这些结构由结缔组织包在一起，合称肾蒂。右侧的肾蒂比左侧短，故右肾手术较左肾手术困难。

肾蒂内主要结构的排列关系，由前向后依次为肾静脉、肾动脉和肾盂，从上而下依次为肾动脉、肾静脉和肾盂。肾门向肾内续于一个较大的腔隙，称为肾窦，其内含有肾动脉的主要分支、肾静脉的属支、肾小盏、肾大盏、肾盂、神经、淋巴管和脂肪组织等。

（二）肾的位置

在大体标本上观察：肾紧贴于腹后壁，在腹后壁的腹膜后，属腹膜外位器官，位于腹腔的后上部，脊柱两旁，前面盖有腹膜。正常肾的位置可随呼吸运动和体位改变而向上、下移动。左肾一般位于第 11 胸椎体下缘至第 2～3 腰椎间盘之间，右肾一般位于第 12 胸椎体上缘至第 3 腰椎体上缘之间。左肾上端平均高出右肾上端约 1～2cm。两肾的长轴均向外下方倾斜。左侧第 12 肋斜过左肾后面的中部，右侧第 12 肋斜过右肾后面的上部。肾门约平第 1 腰椎体，距正中线约 5cm。竖脊肌外侧缘与第 12 肋之间的夹角部位，称为肾区。

（三）肾的构造

在肾的冠状切面标本上观察：肾实质包括皮质和髓质。肾皮质位于肾的表面，厚约 1～1.5cm，富有血管，新鲜标本呈红褐色，其内可见有细小的红色点状颗粒，主要由肾小体和肾小管构成。肾皮质深入肾髓质之间的部分呈圆柱状，称为肾柱。

肾髓质位于肾皮质的深层，约占肾实质的 2/3，血管较少，呈淡红色，由 15～20 个肾锥体构成。肾锥体呈圆锥形，结构致密而有光泽，由许多小管道平行排列构成，故有条纹。肾锥体近皮质的部分宽大，称为锥体底，其尖端侧钝圆，伸向肾窦，并突入肾小盏，称为肾乳头。有时 2～3 个肾锥体的尖端合成 1 个肾乳头。每肾有 7～12 个肾乳头。肾乳头上有 10～30 个小孔，称为乳头孔，为乳头管的开口。肾内形成的尿液，经乳头孔流入肾小盏。每个肾锥体及其周围相连的皮质，总称为肾叶。

肾小盏为呈漏斗状的膜管，包绕着肾乳头，位于肾窦内，每侧有 7～8 个。有时 1 个肾小盏可包绕 2～3 个肾乳头，故肾小盏的数目较肾乳头少。相邻的肾小盏合并成 2～3 个较大的膜管，称为肾大盏。肾大盏在肾窦内合并成一个呈漏斗状的扁囊，称为肾盂。肾盂出肾门后，向下弯行，逐渐变细，约于平肾下端处移行为输尿管。

（四）肾的被膜

在平第 1 腰椎的横切面标本的上面和经右肾的矢状切面标本的右面观察：肾的表面自内向外有 3 层被膜。

1. 纤维囊贴在肾实质的表面，薄而坚韧，由致密结缔组织构成，另有小量弹性纤维构成。在正常状态下，它容易从肾实质剥离。

2. 脂肪囊位于纤维囊的外面，也称肾床。此囊在肾的边缘部分发育良好，肾后面的比肾前面的稍厚。脂肪囊的脂肪经肾门进入肾窦，充填于肾窦内容物的间隙内。肾囊封闭时，即将药物注入此囊内。

3. 肾筋膜包在脂肪囊外面，由腹膜外筋膜发育而来。自筋膜深面发出许多结缔组织小梁穿过脂肪囊与纤维囊相连，起固定肾的作用。

肾筋膜分为前、后两层，包绕肾和肾上腺。在肾的外侧缘和肾的上方，两层相互融合。在内侧，前层逐渐变薄，覆盖于肾血管、腹主动脉和下腔静脉的前面，并与对侧的相连续；后层与腰大肌和腰方肌的筋膜相融合，并经肾血管和输尿管等结构的后方，附着于腰椎体和椎间盘。在肾的下方，两层相互分离，中间有输尿管通过。

肾正常位置的维持，主要依赖于肾筋膜、脂肪囊及其邻近器官。当肾的固定装置不健全时，肾可向下移位，造成肾下垂或游走肾。

（五）肾的血管

肾的动脉一般左、右各 1 条，直接起于腹主动脉。肾动脉一般在肾门处分前、后两支。肾的静脉左、右各 1 条，直接注入下腔静脉。

七、思考题

1. 试述肾的位置、形态。
2. 在肾的冠状切面上可见哪些结构？
3. 从外到内肾有几层被膜？
4. 试述肾移植的解剖学基础。

（高恒宇）

第二节　输尿管、膀胱、尿道

一、预习要求

预习输尿管的形态、分部及各部的位置和输尿管盆部的毗邻。输尿管的狭窄。膀胱的形态特点及粘膜特点。女性尿道的形态特点及开口部位。

二、重点

1. 输尿管的分部和狭窄。
2. 膀胱的形态、结构、分部，以及膀胱三角的位置和粘膜特点。

三、难点

膀胱三角的位置。

四、标本教具

（一）标本

1. 泌尿、生殖系统原位器官的标本。
2. 肾冠状剖面。
3. 男性泌尿生殖串联标本，显示膀胱三角的标本。
4. 女性完整骨盆。
5. 男、女性盆腔矢状切标本

（二）模型及挂图

泌尿系统相关模型及挂图。

五、注意事项

（一）要注意男、女性尿道结构功能的不同。
（二）观察时，应将各器官放置原位。

（三）结合不同的标本观察相应的结构，未经许可不能随意切开标本显露深面结构。

（四）实验时同学们应保持严肃、认真的学习态度，在老师的指导下，充分发挥自己的主动性和创造性，要理论联系实际地进行学习。

六、教学内容

（一）输尿管

在大体标本上观察：输尿管为细长的肌性管道，左、右各1条，约从平肾下端高度续于肾盂。长度平均为男性26.5cm，女性25.9cm，管径为0.5～0.7cm，终止于膀胱。输尿管有较厚的平滑肌层，可做节律性的蠕动，使尿液不断流入膀胱。

输尿管的行程与分段：输尿管按行径可分为腹部、盆部和壁内部。输尿管自肾盂起始后，在腹后壁腹膜的深面，沿腰大肌前面下降。达小骨盆入口处，左、右输尿管分别越过左髂总动脉的末端和右髂外动脉起始部的前面，此部分称为腹部。经髂血管入盆腔，先沿盆侧壁向下向后，越过盆壁血管、神经的表面，约在坐骨棘水平转向前内侧穿入膀胱底的外上角，这一部分为盆部。在女性，输尿管经过子宫颈的外侧，阴道穹侧部的上方，距子宫颈2.0cm处，有子宫动脉横过其前上方；在男性有输尿管越过输精管下端的前方。输尿管自膀胱底的外上角，向内下斜穿膀胱壁，以输尿管口开口于膀胱，此段称为壁内部，长1.5cm。当膀胱充盈时，膀胱内压增高，将壁内部管腔闭合，可防止膀胱中的尿液反流入输尿管。

输尿管从管径的粗细来说，有3个狭窄部：①肾盂和输尿管的移行处；②与髂血管交叉处；③壁内部。

（二）膀胱

膀胱是储存尿液的囊状肌性器官，其形状、大小和位置均随尿液充盈程度而变化。膀胱的平均容量，一般正常成年人为300～500ml，最大容量约为800ml。新生儿的膀胱容量约为成人的1/10。老年人由于膀胱肌肉的紧张性降低，容量增大。女性膀胱容量较男性的小。这可通过男女膀胱的比较而得知。

1. 膀胱的形态　膀胱空虚时呈三棱锥体形。顶端朝向前上，称膀胱尖。底部呈三角形，朝向后下，称膀胱底。尖与底之间的大部分称膀胱体。膀胱的下部有尿道内口，与前列腺相接触，这一变细的部分称为膀胱颈。膀胱各部之间没有明显界限。膀胱充盈时呈卵圆形。

切开膀胱前壁观察（图7-1）：可见粘膜由于膀胱肌层的收缩而形成许多皱襞，当膀胱膨胀时，皱襞可完全消失；但在膀胱底的内面有一三角形区域，由于缺少粘膜下层，粘膜与肌层紧密相连，无论是在膀胱膨胀或收缩时，都保持平滑状态，不形成皱襞，此区称为膀胱三角。膀胱三角位于两输尿管口与尿道内口之间。两输尿管口位于膀胱三角的后上两侧角处，尿道内口居前下的膀胱颈处。两输尿管口之间的横行皱襞为输尿管间襞，粘膜的深面有横行的平滑肌束。它是寻找输尿管口的标志。膀胱三角的前下部，尿道内口的后方，于成年男性有因前列腺中叶而微凸的隆起，称为膀胱垂。

2. 膀胱的位置：在大体标本上观察（男女盆腔矢状切面）：成人的膀胱位于小骨盆的前部，前方为耻骨联合，后方在男性为精囊腺、输精管壶腹和直肠，女性为子宫和阴道。

膀胱颈在男性下邻前列腺，在女性下方直接邻接尿生殖膈。膀胱的上面有腹膜覆盖，此腹膜是由腹前壁的壁腹膜折转到膀胱上面来的。男性的膀胱上面邻小肠，女性则有子宫伏于其上。通过对膀胱位置及毗邻的观察，膀胱充盈时，膀胱尖即上升至耻骨联合以上。膀胱空虚时，膀胱尖不超出耻骨联合上缘。充盈时腹前壁折向膀胱上面的腹膜也随之上移，使膀胱

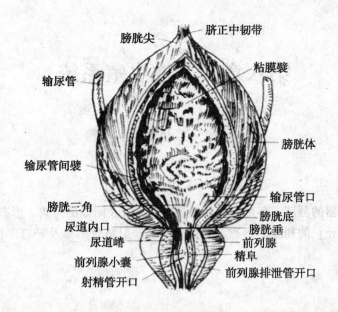

图 7-1　膀胱和前列腺（前面）

图中标注：膀胱尖　脐正中韧带　粘膜襞　膀胱体　输尿管　膀胱底　输尿管间襞　输尿管口　膀胱三角　膀胱垂　尿道内口　前列腺　尿道嵴　精阜　前列腺小囊　前列腺排泄管开口　射精管开口

的前下壁直接与腹前壁相贴，此时在耻骨联合上缘进针进行膀胱穿刺，可避免损伤腹膜和污染腹膜腔。

3. **膀胱壁的构造**　在切开膀胱壁的标本上观察：膀胱壁由肌层、粘膜下组织和粘膜构成。

外面覆以薄层疏松结缔组织。肌层由平滑肌纤维构成，外层和内层多为纵行，中层主要为环行。

（三）女性尿道

女性尿道较男性尿道短、宽，且较直，长约 5cm，仅有排尿功能。起于膀胱的尿道内口，经阴道前方下行，与阴道前壁紧密相邻，穿过尿生殖膈时有横纹肌形成的尿道阴道括约肌环绕，可起随意括约作用。末端开口于阴道前庭，它开口的后方是较大的阴道口。尿道下端周围有尿道旁腺，导管开口于尿道外口附近。当腺体感染时可形成囊肿引起尿路阻塞。

七、思考题

1. 根据膀胱的形态、位置，解释在急性尿潴留时，为什么在紧邻耻骨联合上方做膀胱穿刺？

2. 较小的肾结石随尿液排出时，容易在哪些部位滞留？

3. 女性易患泌尿系感染的原因有哪些？

（高恒宇）

第八章　男性生殖系统

第一节　男性内生殖器

一、预习要求

预习男性生殖器的分部，各部所包括的器官；睾丸及附睾的位置、形态、结构；输精管的形态、分部及行径；前列腺的形态、位置和毗邻；射精管形态及开口部位；精索的内容、位置及被膜。

二、重点

（一）睾丸和附睾的形态、位置和机能。
（二）输精管的行程、分部和形态特征。
（三）前列腺的形态、位置及主要毗邻。
（四）精索的组成。

三、难点

（一）前列腺的形态、位置及主要毗邻。
（二）精索的组成。

四、标本教具

（一）标本
1. 男性生殖系统原位器官的标本
2. 男性泌尿、生殖串联标本
3. 男性盆腔矢状切标本
4. 离体睾丸标本
（二）模型及挂图
男性生殖系统相关挂图。

五、注意事项

（一）观察时应将各器官放置原位。
（二）结合不同的标本观察相应的结构，未经许可不能随意切开标本显露深面结构。
（三）要多观察、多接触实物标本。同时将标本、模型、图谱三者相结合，对分离的标本器官，先要摆好位置，再进一步进行观察学习。

六、教学内容

观察要点：睾丸的形态及内部结构、附睾的形态及位置、睾丸及精索的被膜、前列腺的位置及分叶、男性尿道的特点、阴茎海绵体及包皮。

鉴别结构：输精管和精索、输精管和输尿管、输精管壶腹和精囊。

（一）睾丸

位于阴囊内，左、右各一。

1. **睾丸的整体观** 在男性盆部会阴标本前面找到呈柱状下垂的阴茎；把其推向上方，翻开阴茎下方阴囊的壁层可见在阴囊内，有一对浅白色、表面光滑、内外微扁、上下略长的椭圆形结构，即为睾丸。其长约 4cm，前后径约为 3cm，横径约为 2cm，重 10～15g。前缘游离而凸，后缘平直，与附睾和精索下部相接触，血管和淋巴管由此出入。睾丸上端还可见一个小突起，为睾丸附件。

2. **睾丸矢状切面观** （图 8-1）沿睾丸前缘剖开睾丸，做一矢状切面。可见睾丸表面包有一层厚而致密的结缔组织膜，为白膜。仔细观察白膜，会发现白膜在睾丸后缘增厚并突入睾丸内，形成睾丸纵隔。纵隔再向睾丸内呈放射状发出若干个睾丸小隔，因此，睾丸被分成许多小叶。用尖嘴镊尖轻轻地在睾丸小叶内挑拨，会发现一些管径很细、弯弯曲曲的小管，这便是精曲小管，每个小叶内有 2～4 条，长 70～80cm。精曲小管向后伸入睾丸纵隔内，管会变直为精直小管，精直小管相互吻合，呈网格状，为睾丸网。睾丸网向后上方发出 12～15 条睾丸输出小管，进入附睾头。

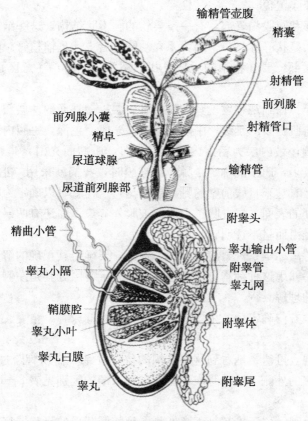

图 8-1　睾丸、附睾的结构及排精路径

（二）附睾

在睾丸的后上方，偏外侧，可见一呈蝌蚪状或新月形的结构，即为附睾。上端膨大为附睾头，中间为附睾体，下部为附睾尾。剖开附睾表面的鞘膜，发现附睾其实是睾丸输出小管出睾丸后，扩大并极度纡曲成堆而形成。这些睾丸输出小管在上端堆积成为附睾头，进而相互汇合成一条盘曲的附睾管，长4～6cm。附睾管上端大部分为附睾体，下端近睾丸下缘为附睾尾。附睾尾连接细而壁厚的输精管。

（三）输精管和精索

输精管是起自附睾尾端，长约50cm，由盆外进入盆腔内，管壁较厚，肌层比较发达而管腔细小，止于前列腺底的管道。

精索是圆索状结构，由腹股沟管腹环延伸到睾丸上端，由输精管、睾丸动脉、输精管动脉、提睾肌动脉、蔓状静脉丛、淋巴管、神经和鞘突上段闭锁后的残余组织构成。

大体标本观察：在男性去腹前外侧壁而保留腹股沟管的盆部会阴标本，可以看到输精管行程。翻动睾丸后缘，认真寻找，可见一条行程纡曲、连于附睾尾端、沿睾丸后缘、附睾内侧上行至睾丸上端的输精管。这就是输精管的睾丸部。继续向上查看，输精管就会进入精索的后内侧继续上行，在耻骨结节外上方经过腹股沟管皮下环进入腹股沟管，进入腹股沟管皮下环之前这一段便是输精管的精索部。输精管走行在腹股沟管内的一段为腹股沟管部。输精管出腹股沟管腹环后，进入盆腔，向后下方走行，在膀胱底部越过输尿管的前方后，便膨大为输精管壶腹，继而变细，在前列腺底移行为射精管。输精管行于盆腔这一部分，为其盆部，表面有一层壁腹膜覆盖。

在输精管精索部和腹股沟管部，有一条柔软的圆索状结构，这一结构便是精索。横断精索后，可见其前方为蔓状静脉丛，中间为睾丸动脉，后方才是输精管。男性输精管结扎手术的部位一般都在精索部，要在精索的后部寻找输精管，同时，注意区别输精管和精索动脉（可打到动脉搏动）。

精索表面有被膜。仔细观察发现其被膜共有3层：最外面的一层颜色浅白，质韧，为精索外筋膜，是腹外斜肌腱膜的延续；中间一层为提睾肌，色深，是腹内斜肌和腹横肌一部分肌束及其筋膜的延续；最内层为精索内筋膜，色白，质韧而光滑，是腹横筋膜的延续。有时，由于此部结构较多，而不能确定是哪一层被膜时，我们就采用"追踪法"，就是提起这一层被膜向上寻找，看它来自腹前壁的哪一层结构，这样就可以确定为哪一层。精索的3层被膜向下包绕着睾丸的表面。睾丸除了上述的被膜外，最里面还有两层由腹膜延续而来的鞘膜包裹，这两层膜光滑而呈半透明状。

男性生殖系统游离标本：观察游离标本，首先，要确定其正确的解剖学位置及方位，然后才能观察其结构。如果这种标本是成对存在的，一定要区分其是左侧，还是右侧。这样更有利于对这一标本的理解。

把标本的解剖学方位确定后，主要应观察输精管与输尿管、精囊、前列腺及膀胱的位置关系。

膀胱底的外面观，可清楚地看到这些结构的位置关系，输精管跨过输尿管末端的前方；精囊位于输精管壶腹的外侧。输精管末端与输尿管末端的区别见表8-1。

（四）精囊

膀胱底标本外面观：位于输精管壶腹外侧，呈长椭圆形的囊状器官，左右各一，开口与输精管一起注入前列腺底。

表 8 - 1　输精管末端与输尿管末端的区别

输精管末端	输尿管末端
管径较细	管径较粗
末端膨大为壶腹	末端不膨大
终止于前列腺底部	终止于膀胱底部
开口距离较近	开口距离较远

（五）前列腺与射精管

1. 整体观　在前列腺的游离标本上，可见其是一个上宽下尖，前后略扁的栗子形。上端横径约 4cm，垂直径约 3cm，前后径约 2cm。前面微向前凸，后面正中有一纵行浅沟；上面观，可见前列腺底有 3 个开口：前面的开口较粗，为尿道进入前列腺处，后方的开口较细，左右各一，是射精管的起始部。前列腺的下端尖细，有一个开口，为尿道穿出部。

2. 横断面观　将前列腺水平横断，可见其外面包有一层筋膜，为前列腺囊。这层筋膜伸入前列腺内，将前列腺分成了 5 个叶。位于两侧较大的为左、右叶，后方狭长的是后叶；左、右叶与后叶之间，前方的为前叶，后方呈楔形的为中叶。在左、右叶，前叶与中叶之间的管道，是男性尿道。如果切面位于前列腺底，在左、右叶，中叶与后叶间，可以看到 2 个射精管。随着切面下移，射精管逐渐穿入前列腺中叶，最后开口于尿道前列腺部的后壁上。

3. 男性盆腔正中矢状切面　在膀胱的下方，可见一实质性腺体，为前列腺。其前方为耻骨联合，后方为直肠壶腹，上方为膀胱颈、精囊和输精管壶腹，下方为尿生殖膈。尚可见一条由后上斜向前下的射精管穿过前列腺。

尿道球腺：在标本上很难见到这对腺体，在男性生殖系统的模型上，可见一对豌豆大的球形器官，以细长的小管连于尿道球部的后外侧。

七、思考题

1. 输精管可分哪几部？通常结扎在哪个部位？
2. 男性生殖器有哪几种附属腺？
3. 说明精子的产生及排出途径。

（高恒宇）

第二节　男性外生殖器

一、预习要求

预习阴茎的分部及构成；男性尿道的分部、各部形态结构特点；男性尿道的三处狭窄、三个扩大和两个弯曲。阴囊的形态结构；阴茎的皮肤特点。

二、重点

男性尿道的分部及各部的结构特点，三个狭窄、两个弯曲的临床意义。

三、难点

男性尿道的分部及各部的结构特点，三个狭窄、两个弯曲的临床意义。

四、标本教具

（一）标本

1. 男性生殖系统原位器官的标本。
2. 男性泌尿、生殖串联标本。
3. 男性盆腔矢状切标本。
4. 离体睾丸标本。

（二）模型及挂图

1. 男性生殖系统相关挂图。
2. 阴茎模型。
3. 腹股沟管模型。

五、注意事项

（一）观察时应将各器官放置原位。

（二）结合不同的标本观察相应的结构，未经许可不能随意切开标本显露深面结构。

（三）实验时同学们应保持严肃认真的学习态度，在老师的指导下，充分发挥自己的主动性和创造性，要理论联系实际地进行学习。

（四）要多观察、多接触实物标本。同时将标本、模型、图谱三者相结合，对分离的标本器官，先要摆好位置，再进一步进行观察学习。

六、教学内容

（一）阴囊

在男性大体标本的前方，于耻区找到阴茎，并将其推向上方。可见阴茎的后下方有一皮肤囊袋，呈暗褐色，多褶皱并生有少量的阴毛；沿其正中线有一条狭长隆起，向前可达阴茎根，向后连于会阴缝直至肛门前缘，这就是阴囊缝。用手抓捏阴囊，会感觉到阴囊内有2个卵圆形睾丸存在。剖开阴囊壁，可见其皮肤薄而柔软。皮肤下面为阴囊肉膜，色较深，其中含有平滑肌纤维，其收缩和舒张可调节阴囊内的温度。阴囊肉膜包裹睾丸，并在正中线向深部发出阴囊中隔，将阴囊分为左、右2个腔。腔内分别容纳两侧的睾丸和附睾。

（二）阴茎

1. 大体标本前面观　观察男性大体标本前面，可以在耻骨联合前方看到呈菱形生长的阴毛，其向上的尖端伸向脐，向下延至阴茎的背面，左右延至腹股沟表面的皮肤。在耻骨联合的下方，可见一呈圆柱状的结构，垂于耻骨联合前下，为阴茎，长6～8cm，表面皮肤为褐色，包裹整个阴茎全长。用手的拇指及示指夹住阴茎，沿阴茎长轴来回拉动，可以感知阴茎的皮肤活动性较大。阴茎的皮肤呈袖管状包裹阴茎，在前面形成一个圆形的开口，为包皮口。用小指尖或镊子的柄伸入包皮口内，可感知其深处为一环状的腔。这个腔在下方被包皮系带中断。

2. 男性盆腔正中矢状切面　在标本上观察阴茎的全长，可见阴茎后端起于尿生殖膈，并膨大，称阴茎根。中部为阴茎体，体向前形成一凸向上、凹向下的弯曲，仔细观察此部，发现阴茎体为上、下两种结构构成，即上方的阴茎海绵体和下方的尿道海绵体。其中尿道海绵体端形成一膨大，为阴茎头，阴茎海绵体前端变细，嵌入阴茎头后面的隐凹内。阴茎外面的皮肤包裹阴茎海绵体，观察中可见，在阴茎头表面的皮肤薄而光滑，与阴茎头结合紧密，继而延至阴茎头后端的阴茎颈，再向前返折，形成双层皮肤覆盖阴茎头，即为阴茎包皮。在阴茎头的下面正中有一皮肤皱襞连于阴茎与阴茎包皮间，为包皮系带。做包皮环切术时勿损伤此系带，否则，将会影响阴茎正常勃起。

3. 阴茎横断面　将阴茎横断，由外向内仔细观察，可见其最外层为皮肤；皮肤下面为浅筋膜，在阴茎的背侧其内主要含有阴茎的背浅静脉、背深静脉和背神经；再向内，有3个完整包膜的海绵状结构，上方2个，紧密相连，较粗大，下方1个，较细而中间为一管腔，这就是2个阴茎海绵体和1个尿道海绵体。再观察，可见阴茎海绵体和尿道海绵体都有1层各自独立的致密的纤维膜包绕，即为阴茎海绵体白膜和尿道海绵体白膜。阴茎海绵体中部有1根动脉，沿其长轴进入其内，是阴茎深动脉。

4. 游离标本　拿一阴茎游离标本，剖去皮肤、浅筋膜及深筋膜，并游离出阴茎海绵体和尿道海绵体，可见阴茎海绵体前端尖细，后端分开形成两脚，两个海绵体在阴茎背侧相连，在腹侧形成一凹槽；尿道海绵体前端膨大形成阴茎头，在头的前方，有一呈矢状位的裂隙为尿道外口，后端亦形成膨大的尿道球，位于阴茎两脚之间，借尿道膜部固定于尿生殖膈的下面；中间为尿道海绵体的体部，呈圆柱形，嵌于阴茎海绵体形成的凹槽内。

（三）男性尿道

在男性盆腔正中矢状切面，可见起于膀胱尿道内口、止于尿道外口的男性尿道的全程。其长16～22cm，管径为5～7mm。全部尿道由内向外分别穿过前列腺、尿生殖膈和尿道海绵体。

首先，在此标本的前方见到一软骨性椭圆形结构，为耻骨联合，其后方便是一囊状的膀胱。膀胱下部变细的部分为膀胱颈，颈部下方为细小的开口，即为尿道内口。再向下尿道穿过一上宽下窄的实质性腺体，这一部分为尿道的前列腺部，此部尿道较宽大。现取一前列腺，沿尿道做一冠状切面，可见尿道前列腺的后壁上，有一纵行的隆起为尿道嵴。在尿道嵴的中部有一圆形隆起，为精阜，精阜中央有一小凹陷，称为前列腺小囊。在此囊的两侧偏下方，有细小的射精管开口。在精阜两侧的尿道粘膜上还有许多前列腺的排泄管开口。

尿道穿过前列腺后，再穿过一肌性的膈，此膈称尿生殖膈。这一部尿道称为膜部，腔狭窄，为尿道3部中最短的一段，长度平均为1.5cm，且位置固定。在此部尿道周围可见肌肉环绕。

尿道再向下呈弯曲状，进入尿道海绵体。此部较长，为16cm，此部后方为尿道球部，管腔较宽广，后方偏外侧有尿道球腺的开口。尿道先向前上，在耻骨联合前方弯曲向下，并于阴茎头部扩大，形成舟状窝，最后开口于尿道外口，较狭窄。仔细观察，在尿道海绵体部的粘膜下层有许多尿道腺，其开口于尿道粘膜。

尿道全程观察中，可以看到3个狭窄，3个扩大、2个弯曲。第1个狭窄在尿道与膀胱移行处的尿道内口；第2个狭窄为尿道穿尿生殖膈的膜部；第3个狭窄为尿道外口。3个扩大的位置是：第1个扩大在尿道的前列腺部；第2个扩大为尿道球部；第3个扩大为阴茎头的舟状窝。2个弯曲：一个是耻骨下弯，在耻骨联合的下方，凹向上，由尿道前列腺部、膜部和球部构成；另一个为耻骨前弯，由阴茎体下垂形成，为凹向下的弯曲，向上提起，此弯曲可消失。

七、思考题

1. 男性尿道与女性尿道比较有哪些特点？简要说明这些特点的主要情况及临床意义？
2. 从阴囊皮肤切开直达鞘膜腔，需要经哪些层次？
3. 男性患者插导尿管，依次经过哪些狭窄及弯曲？

（刘　富）

第九章　女性生殖系统

第一节　女性内生殖器

一、预习要求

预习女性生殖器的分部及组成。卵巢的形态、位置和固定装置。输卵管的分部及各部形态位置。子宫的形态、分部、位置及固定装置。阴道的形态和位置及阴道穹的组成和毗邻。观察阴道前庭内阴道口和尿道外口的位置关系。

二、重点

（一）卵巢的形态、位置及固定装置。
（二）输卵管的位置、分部及其形态结构特点以及临床或生理意义。
（三）子宫的形态、位置和固定装置。

三、难点

子宫的形态、位置和固定装置。

四、标本教具

（一）标本
1. 泌尿、生殖系统原位器官的标本。
2. 女性泌尿生殖串联标本。
3. 女性完整骨盆，女性盆腔矢状切标本。
4. 离体子宫及其固定装置标本。
（二）模型及挂图
1. 骨盆模型。
2. 子宫模型。
3. 女性盆腔正中矢状切面模型。
4. 女性生殖系统相关挂图。

五、注意事项

（一）观察时应将各器官放置原位。
（二）结合不同的标本观察相应的结构，未经许可不能随意切开标本显露深面结构。
（三）实验时同学们应保持严肃、认真的学习态度，在老师的指导下，充分发挥自己的主动性和创造性，要理论联系实际地进行学习。
（四）要多观察、多接触实物标本。同时将标本、模型、图谱三者相结合，对分离的标本器官，先要摆好位置，才进一步进行观察学习。

（五）认真仔细观察，注意爱护标本。

六、教学内容

观察要点：卵巢的位置及形态；输卵管的分部；子宫的形态、位置及固定装置；阴道的位置及毗邻；外阴的结构；乳房的位置、形态及结构；会阴的位置、盆膈及尿生殖膈。

比较结构：尿生殖膈和盆膈。

（一）卵巢

1. 女性盆腔上面观标本　在膀胱与直肠之间，可见一肌性、较坚硬的器官，为子宫。其向两侧延伸，粗细不等的索状结构为输卵管。此管的末端达盆侧壁，在其下方偏前，可见一呈扁椭圆形的结构为卵巢。成年女性的卵巢约为 4cm×3cm×1cm 大小，表面凹凸不平，有瘢痕形成。但在幼女，由于卵巢尚未排卵，表面光滑；绝经期后的女性，卵巢萎缩变小。

在此标本上：卵巢的前上端被输卵管包绕，直视下的面为卵巢内侧面，在卵巢上端有一索状韧带，将卵巢连于子宫体与输卵管相交处的后下方，为子宫固有韧带（卵巢子宫索）。卵巢上端与输卵管壶腹部相连，再向上连于小骨盆侧壁上缘处，为子宫阔韧带外 1/3 的部分，为卵巢悬韧带，又称骨盆漏斗韧带。沿长轴将其剖开，可见其内有动、静脉走行，为卵巢动脉、静脉，在卵巢的前缘中部进入卵巢实质内。

2. 卵巢游离标本　卵巢为一内外略扁，上下微长的椭圆形结构，分为上、下两端，内、外两面和前、后两缘。卵巢上端被输卵管伞覆盖，借卵巢悬韧带连于盆腔侧壁；下端微向内侧倾斜，借卵巢固有韧带连于子宫；内面光滑，朝向腹盆腔；外面邻接髂内、外动脉形成的卵巢窝，前缘平直，近中部有血管、神经出入，为卵巢门；后缘隆凸，游离。在卵巢上端，近输卵管伞附近，仔细观察，可见一囊状小突起，为囊状附件。

3. 卵巢矢状切面标本　包绕卵巢表面的一层结缔组织构成的膜，即为白膜。白膜下方可见一些大小不等的卵泡及黄体，较厚的一层为卵巢皮质；中间为结缔组织，内含一些血管和神经。

（二）输卵管

女性盆腔上面观标本：在子宫底的两侧，向外侧各伸出一条长而弯曲的管道，长为10～14cm，两侧达小骨盆侧壁，全长均包裹在子宫阔韧带上缘内。由内向外可分为 4 部分：子宫部、峡部、壶腹部及漏斗部。输卵管在输卵管子宫口穿过子宫壁的一段，直径最细，约为 1mm，为子宫部；于宫体向两侧一段为 3～4cm，管径较细、较直的部分为峡部；峡部向外侧，长为 6～8cm，较膨大而弯曲，自卵巢下端高度沿卵巢前缘上行，再弯曲向后包绕卵巢上端，移行为壶腹部，壶腹部管腔较大，为受精的部位；输卵管末端膨大，向后下弯曲覆盖在卵巢后缘和内侧面，呈漏斗状，即为漏斗部。在漏斗的中央，用镊尖试探拨动，可见一个小的开口，为输卵管腹腔口，开口于腹膜腔。在腹腔口的周围，输卵管末端的边缘成许多细长的突起，为输卵管伞，盖在卵巢表面，有一个较大的突起与卵巢相连，为卵巢伞。

（三）子宫

1. 女性盆腔上面观标本　在盆腔内可见在膀胱后、直肠前的一个呈倒置梨形的子宫。向两侧与输卵管相连。在子宫与输卵管相连处的前下方，有一圆索状结构为子宫圆韧带。子宫整体向前倾斜伏于膀胱上面，但有些标本子宫较直，呈直位位于膀胱与直肠之间。子宫表面光滑，为腹膜覆盖子宫的前后面形成的浆膜，并且向两侧延伸，形成双层的腹膜皱襞，伸至盆腔侧壁及盆底，移行为盆腔腹膜的壁层，这一结构为子宫阔韧带。子宫阔韧带上缘游离，包裹输卵管，管的外侧端游离，形成输卵管腹腔口，开口于腹膜腔。阔韧带上缘外侧1/3形成一包裹卵巢动、静脉的皱襞，即为卵巢悬韧带。阔韧带的前叶覆盖子宫圆韧带，后叶覆盖卵巢及卵巢固有韧带。其作用是限制子宫向左、右倾倒。阔韧带覆盖子宫、卵巢和输卵管，可分成3部分：输卵管下方与卵巢之间的部分为输卵管系膜；阔韧带后层包裹卵巢形成的卵巢前缘至阔韧带其他部分间的双层膜为卵巢系膜；阔韧带其他的大部分为子宫系膜。仔细打开阔韧带的前、后两层，可见子宫动脉于子宫颈外侧至子宫侧面，继而沿子宫侧面上行，并有输尿管在其下方通过。子宫静脉与子宫动脉伴行，在标本上颜色较深。上缘可见输卵管行向外侧，同时，还有一些神经、淋巴组织进出。

在阔韧带的前叶下面覆盖着一对扁索状的结构，由纤维结缔组织和平滑肌构成，起于卵巢管与子宫连接处的前下方子宫侧缘，为子宫圆韧带。水平向前，绕经腹壁下动脉后方，由腹股沟管腹环入腹股沟管，出皮下环，分散为一些纤维束，终于大阴唇前上部皮下。此韧带使子宫保持前倾位，为一牵拉子宫体向前下方的韧带。

2. 子宫游离标本整体观　取一子宫游离标本，可见其是一前后扁，上宽下窄近似一个倒置的梨形，由平滑肌组成的器官。长为7～8cm，宽4～5cm，厚2～3cm，整体见其为前后两面，左右两缘。在外形上分为3部分：上端宽大而圆凸向上的是子宫底，在输卵管子宫口以上；下端狭细而较长，并伸到阴道内，为子宫颈，成人长为2.5～3.0cm，其伸入阴道的一段，即为子宫颈阴道部，在阴道以上的一段为子宫颈阴道上部；子宫底与子宫颈之间的部分，为子宫体。在子宫体与子宫颈阴道上部之间，较为狭细，长约1cm，即为子宫峡。此部在非妊娠子宫的外形上看并不十分明显，在剖开子宫腔后，较易找到。

子宫颈下端的子宫口通阴道。通过此口的形状可以看出此人是否分娩过。未分娩子宫口为圆形，边缘光滑且整齐；已分娩过的子宫口为横的"一"字形，且有许多裂痕存在。子宫口的前缘和后缘向下突出明显，称为前唇和后唇。其中前唇较短，后唇较长，但由于后唇位置较高，所以前、后唇大致在同一水平面内。

子宫从侧面看呈前倾前屈位。子宫体与阴道形成一个稍大于90°的钝角，为前倾角。这种子宫与阴道的位置关系，即为前倾位。子宫体和子宫颈的长轴间也形成一个约170°向前开放的钝角，为前屈角。这种子宫自身由于子宫圆韧带和骶子宫韧带牵拉形成的位置关系，为子宫的前屈位。以上两种位置关系合起来，称子宫的前倾前屈位。但有的人子宫会出现直位或后倾后屈位。

3. 子宫冠状切面观察　可见子宫为一肌性中空性的器官。子宫壁较厚，分3层：内层为粘膜；中间是较厚的平滑肌层；外层是脏层腹膜覆盖子宫形成的浆膜。子宫壁围成的内腔较小，子宫内腔上方呈一前后微扁，倒立的三角形，即为子宫腔。下部的腔细长，在子宫颈内，为子宫颈管，呈梭形。在子宫腔和子宫颈管相连接处比较狭细，其壁相对应的部分就是子宫峡。

4. 女性盆腔正中矢状切面观察（图9-1）可见子宫位于盆腔正中，其前方为膀胱，后方是直肠，下方为阴道，两侧与输卵管及卵巢相邻。由于腹膜覆盖，在子宫前后形成2个陷凹，在膀胱与子宫之间的陷凹平子宫峡处，较浅，为膀胱子宫陷凹；在子宫与直肠之间的陷凹较深，大约可达子宫口的后唇，为直肠子宫陷凹。是女性盆腔的最低点。在此标本上看到的子宫内腔，呈现为一个凹向前下方的弧形窄隙，用手指伸入隙内，可感知子宫腔前后较窄，左右稍宽，子宫颈管此时为一沟状。

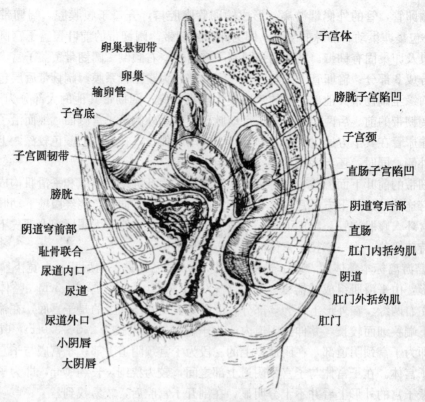

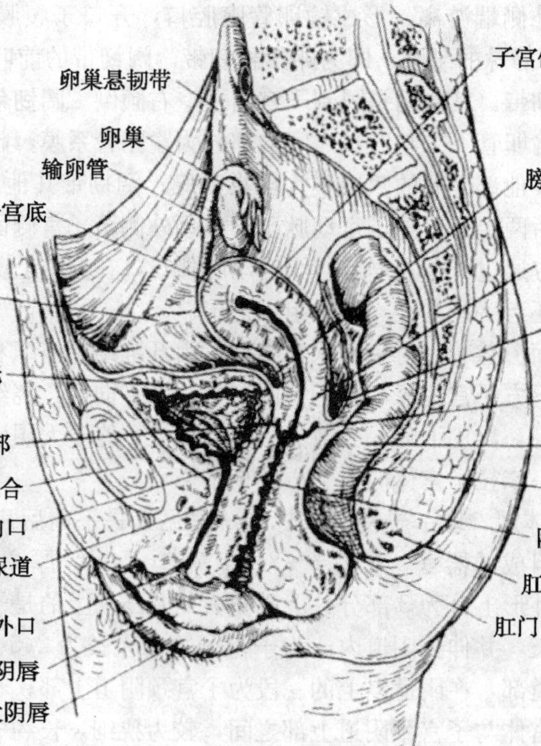
卵巢悬韧带
卵巢
输卵管
子宫底
子宫圆韧带
膀胱
阴道穹前部
耻骨联合
尿道内口
尿道
尿道外口
小阴唇
大阴唇
子宫体
膀胱子宫陷凹
子宫颈
直肠子宫陷凹
阴道穹后部
直肠
肛门内括约肌
阴道
肛门外括约肌
肛门

图 9-1 女性盆腔正中矢状切面

观察骶子宫韧带，将子宫向前推动，同时将直肠向切面侧推动，可见皱襞从子宫颈阴道上部，呈弧形绕过直肠，止于骶骨的前方，这一结构为子宫直肠襞。在子宫直肠襞的游离缘内，为骶子宫韧带，能够维持子宫前倾前屈位。

子宫主韧带观察，将子宫向切面侧推动，扩大子宫侧缘与盆侧壁的间隙，可见一些平滑肌和结缔组织连于子宫颈，并向骨盆侧壁呈放射性分布，为子宫主韧带。其主要功能是维持子宫不致向下脱垂。

（四）阴道

女性盆腔正中矢状切面：在此标本上，可见阴道呈前后塌陷状态，由粘膜、平滑肌和外膜构成。上方紧邻子宫颈；下方接女性外生殖器；前方上部邻近膀胱底，下部为女性尿道，后方为直肠。用手指伸入阴道前后壁间隙，可以感觉到阴道上部较为宽阔，并包裹子宫颈阴道部，因而，在此部周围形成一环形的结构，为阴道穹，后穹较深，并与直肠子宫陷凹仅邻一层阴道壁及腹膜，这一结构较薄。阴道下部较狭窄，向下经阴道外口，通向阴道前庭。成人阴道外口至阴道后穹长 8～9cm。阴道下部穿过尿生殖膈，在其前后可见一些少量的肌束，为尿道阴道括约肌。

七、思考题

1. 子宫的位置及固定装置。
2. 输卵管的分部及临床意义？
3. 卵巢位于何处？其形态如何？卵子的产生及排出途径？

（刘　富）

第二节 女性外生殖器

一、预习要求

预习女性外生殖器的形态结构。

二、重点

女性外生殖器的形态结构。

三、难点

女性外生殖器的形态结构。

四、标本教具

（一）标本

1. 泌尿、生殖系统原位器官的标本。

2. 女性泌尿生殖串联标本。

3. 女性完整骨盆，女性盆腔矢状切标本。

（二）模型及挂图

1. 骨盆模型。

2. 女性盆腔正中矢状切面模型。

3. 女性生殖系统相关挂图。

五、注意事项

（一）观察时应将各器官放置原位。

（二）结合不同的标本观察相应的结构，未经许可不能随意切开标本显露深面结构。

（三）实验时同学们应保持严肃、认真的学习态度，在老师的指导下，充分发挥自己的主动性和创造性，要理论联系实际地进行学习。

（四）要多观察、多接触实物标本。同时将标本、模型、图谱三者相结合，对分离的标本器官，先要摆好位置，才进一步进行观察学习。

（五）认真仔细观察，注意爱护标本。

六、教学内容

女性外阴标本：女性外阴在耻骨联合、肛门前方、两侧腿根部内侧之间。

（一）阴阜

在耻骨联合前面，为一皮肤隆起，上面生有呈尖向上、底向下的三角形阴毛。用手按压有一定的弹性，可见其深部有较多的脂肪组织存在。

（二）大阴唇

是一对纵长并隆起的皮肤皱襞，两皱襞在前端形成唇前联合，在后方形成唇后联合。

（三）小阴唇

在大阴唇的内侧，有一对较薄的皮肤皱襞，表面光滑没有阴毛的存在，两侧小阴唇在后方相互结合，连于大阴唇，形成阴唇系带。小阴唇的前端形成 2 对小皱襞，内侧的在阴蒂下方与对侧结合，形成阴蒂系带，向上连于阴蒂。外侧一对在阴蒂背面相互连接，形成阴蒂包皮。

（四）阴道前庭

在两侧小阴唇之间的菱形裂隙。前方有尿道外口，后部是阴道口。阴道口周缘有一处女膜痕。如果是未婚女性，则可见到处女膜，呈环形、半月形、伞状或筛状。在小阴唇与处女膜之间的沟内，相当于小阴唇中 1/3 与后 1/3 交界处，左、右各有一前庭大腺管的开口。

（五）阴蒂

被阴蒂包皮包裹，有阴蒂的头露出表面，向深方剖开浅部结构，可见阴蒂以左、右两脚附着于耻骨下支和坐骨支，两支向前相互结合成阴蒂体。阴蒂的体相当于男性的阴茎海绵体。

（六）前庭球

剖去表面大阴唇的皮肤，在阴道前庭两侧各有一个膨大的结构，为前庭球。其前端相互连接，较细小，两侧部膨大成球形。

（七）前庭大腺

在阴道口的两侧，前庭球后端的深面，大小如豌豆，黄色，以一导管开口于阴道前庭。

七、思考题

阴蒂周围的皮肤、粘膜形成特点。

（刘　富）

附：乳房和会阴

一、预习要求

预习乳房的位置。会阴的界限及分区。肛提肌及尾骨肌的形态、位置。肛直肠环的组成和坐骨直肠窝的位置。尿生殖三角区肌肉和筋膜的分层。

二、重点

1. 乳房的位置、形态、构造及其临床意义。
2. 会阴的定义。

三、难点

会阴的间隙。

四、标本教具

（一）标本

1. 女性乳房标本。

2. 女性完整骨盆标本。

3. 会阴浅隙标本。

4. 会阴深隙标本。

（二）模型及挂图

1. 乳房模型。

2. 乳房、会阴相关挂图。

五、注意事项

（一）观察时应将各器官放置原位。

（二）结合不同的标本观察相应的结构，未经许可不能随意切开标本显露深面结构。

（三）实习时同学们应保持严肃、认真的学习态度，在老师的指导下，充分发挥自己的主动性和创造性，要理论联系实际地进行学习。

（四）要多观察、多接触实物标本。同时将标本、模型、图谱三者相结合，对分离的标本器官，先要摆好位置，才进一步进行观察学习。

（五）认真仔细观察，注意爱护标本。

六、教学内容

（一）乳房

乳房位于胸前部，上起自第2～3肋，下至第6～7肋，内侧至胸骨旁线，外侧可达腋中线。成年女性的乳房呈半球形，紧张并且具有弹性。乳房中央有突起，为乳头，色素沉着明显，顶端有输乳管的开口。乳头周围有一环形色素沉着的皮肤区，是乳晕。在乳晕表面的皮肤上有许多小的隆起，其深面是乳晕腺。整个乳房可以借乳头为中心作一条垂线和一条水平线，将乳房分成4个象限，即：近腋窝的为外上象限；内上方的为内上象限；外下方的为外下象限，内下方的为内下象限。用手按压乳房，可感觉深方有条索状的乳腺小叶的存在。

女性乳房矢状切面：可见乳房由皮肤、脂肪组织、纤维组织、乳腺组织构成。整个乳房位于胸大肌和胸筋膜的表面，由皮肤包裹而成。脂肪组织位于皮下，填充于纤维组织及乳腺小叶之间。

乳腺小叶的观察：为有分支腺样组织，每一腺叶有一输乳管向乳头部走行。由于乳头位于乳房前面中央，输乳管向乳头集中，故呈放射状排列。输乳管在近乳头处膨大形成输乳管窦，其末变细，开口于乳头。

Cooper 韧带的观察：在乳房内，主要是乳房上部，有一些结缔组织形成索状，将乳腺小叶悬吊在胸筋膜上或乳头及皮肤上，这些结缔组织束就是乳房悬韧带（Cooper 韧带）。

（二）男性会阴浅隙外面观

标本为剖去皮肤并清除脂肪组织，可见前部有一圆柱状的阴茎，后部为一呈矢状位的小裂隙，为肛门。整个盆底由封闭小骨盆下口的软组织构成。在肛门与阴茎之间，为一腱性结构，有许多肌肉附着，此为会阴中心腱。在标本的最后方，有2块宽大的肌肉，自臀后部向下外方至大腿后部，是臀大肌。在臀大肌前方，肛门周围呈向四周放射状的肌肉是肛提肌。在肛提肌内侧，肛门周围有一束环形肌，为肛门外括约肌。再向前看，有一对索状的肌束，起自两侧的坐骨结节，向内侧止于会阴中心腱，即为会阴浅横肌。在会阴浅横肌的起点，沿坐骨支和耻骨下支向前内走行的一对索状肌，为坐骨海绵体肌。绕过阴茎背侧左、右两块相互会合，覆盖在阴茎脚的表面。在尿道的后部，包绕尿道球和其前下方的尿道海绵体的环形肌束，为球海绵体肌。此肌起自会阴中心腱和尿道球下面的中缝，从侧方包绕阴茎，止于阴茎背面的筋膜。

（三）女性会阴浅隙外面观

在女性标本上，后方为肛门，前方为阴道前庭，可见尿道外口和阴道口。女性盆底肌与男性结构基本相同，不同的是，女性球海绵体肌围绕阴道前庭，覆盖在前庭球的表面。

（四）盆膈及尿生殖膈模型观察

1. 内面观

（1）肛提肌观察：构成盆底的一对四边形薄片状肌，封闭骨盆下口。两侧肛提肌在前内侧缘之间留有一个三角形的裂隙，为盆膈裂孔。男性有尿道通过，女性有尿道和阴道通过。此裂口的下方被尿生殖膈封闭。肛提肌主要起自耻骨后面、坐骨棘和肛提肌腱弓（由闭孔筋膜增厚形成；连于耻骨后面和坐骨棘）。肌纤维呈漏斗状向下、向内、向后，分别止于会阴中心腱、直肠壁、阴道壁、尾骨和肛尾韧带（肛门和尾骨之间的结缔组织束）。肛提肌靠内侧的肌束左、右结合成"U"形袢，从后方套绕直肠和阴道，收缩时对直肠和阴道有括约作用。前部肌束夹持在阴道两侧，为耻骨阴道肌，若为男性则为前列腺提肌。

（2）尾骨肌观察：位于肛提肌后外侧，覆盖着骶棘韧带，起自坐骨棘，止于骶骨下端和尾骨的外侧缘。由前外向后内呈扇形分开。

2. 外面观　可见耻骨下支、坐骨支、坐骨结节、骶结节韧带及尾骨围成的一个不规则的菱形的口。此口被2个膈封闭：位于上方的为盆膈，封闭整个骨盆下口；位于前下方的只封闭尿生殖三角的结构为尿生殖膈。由后向前在盆底可见肛门、会阴中心腱、阴道前庭。会阴浅横肌起于坐骨结节，止于会阴中心腱，呈一圆索状肌，把盆底分成前、后两部分。在耻骨下支和坐骨支内侧，有一条呈圆索状肌，起于坐骨结节，止于阴茎脚的背面。在阴道前庭周围有两条肌肉环绕，覆盖在前庭球的表面，为阴道尿道括约肌。

（五）男性盆腔额状切面（经膀胱）

盆膈为由外上斜向内下，两层筋膜夹一层肌肉的结构，其上方的筋膜为盆膈上筋膜，下方的筋膜为盆膈下筋膜，中间为肛提肌和尾骨肌。

尿生殖膈：为盆膈下方，呈水平方向的结构。同样由两层筋膜夹着一层肌肉。上方的筋膜为尿生殖膈上筋膜，下方的筋膜为尿生殖膈下筋膜，中间为会阴深横肌和尿道括约肌。

坐骨肛门窝：在此标本上，可见在盆膈的外下方，尿生殖膈的上方，闭孔内肌及其筋膜的内侧有一个尖向上的三角形结构，即为坐骨直肠窝或称坐骨肛门窝。用手伸入此窝内探查，发现此窝的下壁后部缺如，有脂肪填充。

七、思考题

1. 盆底肌有哪些？
2. 乳腺癌时为何出现橘皮样外观？
3. 某初产妇，因产后乳腺脓肿，需要进行切开排脓手术，问：
（1）女性乳房在结构上有哪些特点？
（2）应如何选择手术切口？为什么？

（刘　富）

第十章 腹 膜

一、预习要求

预习大网膜的位置。小网膜的位置及分部。直肠膀胱陷窝和直肠子宫陷窝的位置。网膜囊及网膜孔的位置。十二指肠悬韧带及肝、胃的韧带的位置和名称。

二、重点

1. 网膜囊及网膜孔的位置。
2. 小网膜的位置及分部。
3. 直肠膀胱陷窝和直肠子宫陷窝的位置。

三、难点

网膜囊及网膜孔的位置。

四、标本教具

（一）标本
1. 儿童躯干正中矢状切面标本。
2. 大体标本。
（二）模型及挂图
1. 腹膜配布关系模型。
2. 腹膜相关挂图。

五、注意事项

（一）观察时应将各器官放置原位。
（二）结合不同的标本观察相应的结构。
（三）要多观察、多接触实物标本。同时将标本、模型、图谱三者相结合，对分离的标本器官，先要摆好位置，才进一步进行观察学习。
（四）认真仔细观察，注意爱护标本。

六、教学内容

观察要点：大网膜、小网膜、网膜囊、网膜孔、腹前壁后面的皱襞及隐窝、直肠子宫陷凹、肝肾隐窝。

（一）小网膜观察

在肝门、胃小弯及十二指肠上部之间，可见一双层腹膜结构，为小网膜，用手将肝向右上方翻起，能使小网膜充分显露。其中左侧部分从肝门至胃小弯，为肝胃韧带。如打开此韧带会见其内含有胃左动脉，先向左至贲门，再向右沿胃小弯走行；肝总动脉向右走行至小网膜右侧。

同时，也能见到胃左、右淋巴结及神经等结构。小网膜的右侧部分自肝门连至十二指肠上部，为肝十二指肠韧带。剖开此韧带，可见其内含有3种结构：肝固有动脉、胆总管及肝门静脉。3种结构相互的位置关系为：肝固有动脉在左前上方，胆总管在右前上方，肝门静脉在前两者的后下方。

（二）大网膜观察

在十二指肠上部下缘和胃大弯下缘处向下垂有一呈黄白色（某些部位呈半透明状）、有条索状的脂肪组织结构，为大网膜。其呈围裙状，覆盖在空肠、回肠和横结肠的前方，向左侧与胃脾韧相连续，向下自然下垂并形成游离下缘。在大网膜上距胃大弯下方一横指处及大网膜前两层之间，有自左向右的胃网膜左动脉和自右向左的胃网膜右动脉。两动脉互相吻合成动脉弓，此弓向下发出网膜支，形成大网膜左动脉、大网膜中动脉、大网膜右动脉和大网膜副动脉。

在这些动脉上往往有成索状的脂肪附着。打开大网膜的前层，可见到被大网膜前层覆盖着的大网膜后层。后层起自横结肠下缘，位置低于大网膜前层，所以大网膜后层较前层短。在成人，由于大网膜前、后层粘连结合，因此，在胃与横结肠之间的部分大网膜前层称为胃结肠韧带。

（三）网膜囊观察

用手在肝十二指肠韧带右侧后方，向左探查可知有一较大的空腔，即为网膜囊。沿胃大弯下缘切断大网膜前层，将胃向上翻起，同时，把大网膜前层向下翻开，可见一个前后扁而左右宽阔的潜在腔隙。用手向上寻找，可知其上方为肝尾叶及其后方部分膈肌。后方可见覆在胰腺前面、左肾、左肾上腺前方的壁腹膜，再向下为横结肠前壁，再向下为大网膜后层形成的网膜囊后壁。向左侧可看到网膜囊左侧壁为脾、胃脾韧带和脾肾韧带。网膜囊下壁为大网膜前、后层会合处。在成人，此壁在横结肠下缘粘连，此时的网膜囊变小。前壁自上而下依次是小网膜、胃后壁及其腹膜、大网膜的前层。网膜囊向右侧借一孔——网膜孔通向大腹膜腔。

网膜孔在肝十二指肠韧带游离缘后方，其高度在第10胸椎至第2腰椎体前方的范围内。网膜孔由4个结构围成，其上界为肝尾叶，下界为十二指肠上部，前界为肝十二指肠韧带，后界为腹膜覆盖的下腔静脉。成人网膜孔可容1～2指。

（四）肠系膜观察

去掉腹壁的标本上，把大网膜向上翻开，将位于左上腹的空肠向右侧翻转，便露出肠系膜。

肠系膜附于腹后壁的一段小肠系膜根，长约15cm，自第2腰椎左侧起，斜向右下跨过脊柱及其前方的腹主动脉、下腔静脉、输尿管等结构，止于右骶髂关节前方。系膜向远侧呈放射状延伸，包裹肠管处，为肠缘。小肠长度较长，为6～7m，所以，小肠系膜根与空肠、回肠的长度相差悬殊。这样肠系膜形成了许多皱褶。肠管盘曲在腹腔内，形成许多弯曲，在肠管转折处便形成一些窝。剖开肠系膜，在两层腹膜间有肠系膜上动、静脉及其分支和属支以及淋巴管、淋巴结、神经丛和脂肪。其中肠系膜上动脉在肠系膜根内偏左，肠系膜上静脉偏右。

（五）阑尾系膜观察

在右髂窝附近，盲肠的后内侧找到阑尾。可见在阑尾的左上方有一三角形的系膜，自肠系膜延续而来。打开此系膜，可见一条阑尾动脉及一条阑尾静脉，经此系膜的游离缘下降，沿途发出分支至阑尾。

（六）横结肠系膜观察

沿胃大弯下缘切断大网膜，将胃及十二指肠上部剖去，可显露出横结肠系膜。其右侧起于结肠右曲，向左跨右肾中部、十二指肠降部、胰头等器官前方，沿胰前缘达左肾前方，直至结肠左曲终止。剖开横结肠系膜，可见其内含有中结肠血管、淋巴管、淋巴结和神经丛等。

（七）乙状结肠系膜观察

在左髂窝附近，可见有一双层腹膜结构，其根部附着于左髂窝和骨盆左后壁。此系膜较长，且较弯曲，用手拉起乙状结肠，可见其有较大的活动度。剖开乙状结肠系膜，内含有乙状结肠和直肠上血管、淋巴结和神经丛等。

（八）肝的韧带

1. 镰状韧带观察　位于膈穹窿下方与肝膈面之间，微偏左侧的呈矢状位的双层腹膜结构。其向前下部沿腹前壁上份，略偏右侧向脐部走行，最后连于脐，侧面观呈镰刀形，其游离下缘肥厚，包裹由脐静脉闭锁形成的肝圆韧带。

2. 肝圆韧带观察　在镰状韧带的游离下缘，可摸到一坚韧圆索状结构，即为肝圆韧带。向前下方与镰状韧带止于脐，向后上方走向肝门，在肝门左前方的肝圆韧带裂内至肝门左侧，并连于门静脉。

3. 冠状韧带观察　在游离肝脏的膈面上，可见由两层腹膜形成，与镰状韧带相延续，呈冠状位的结构，为冠状韧带。以镰状韧带为界分为左侧的左冠状韧带和右侧的右冠状韧带。两侧的冠状韧带在终端处，各自的前后两层彼此粘合增厚形成了左、右三角韧带，在左三角韧带内仔细观察，有时可见肝纤维附件。

（九）脾的韧带

1. 胃脾韧带观察　在胃底和脾门之间的双层腹膜结构，向下与大网膜左侧部相连续，构成网膜囊左侧壁的一部分。剖开此韧带，内含胃短血管和胃网膜左血管起始段及脾和胰的淋巴管、淋巴结等。

2. 脾肾韧带观察　脾门下方至左肾前面的双层腹膜结构。剖开此韧带，可见内含胰尾及脾血管、淋巴管、神经丛等。

（十）胃的韧带

1. 胃膈韧带观察　用手伸入胃底后方，将其向前下方翻动，可见在胃贲门左侧、食管腹段向后下方连于膈的腹膜结构，为胃膈韧带。

2. 肝胃韧带观察　自胃小弯左侧至肝门的双层腹膜结构，较宽广，构成小网膜左侧大部分。

（十一）腹腔正中矢状切面观察（女性）

在此标本上主要观察腹膜，可见在贴于腹前壁、后壁、膈的下面和盆底的为壁腹膜，包裹肝、胃、横结肠、空肠、回肠及胰、子宫、膀胱等腹、盆脏器的为脏腹膜（图10-1）。主要观察网膜囊，在肝的后下方，小网膜、胃后壁、大网膜前后层、横结肠前面和其系膜前方之间，有一个狭窄的间隙，为网膜囊。用手伸入其中探查，可知其左右纵深，前后较窄的扁隙。再向右侧触摸，在肝十二指肠韧带后方有一孔（网膜孔）通过大腹膜腔。

在腹膜腔的下部，由于膀胱、子宫、直肠间的腹膜相互移行、转折形成了2个陷凹。在膀胱和子宫间的陷凹较浅，为膀胱子宫陷凹；在直肠和子宫间的陷凹较深，为直肠子宫陷凹。

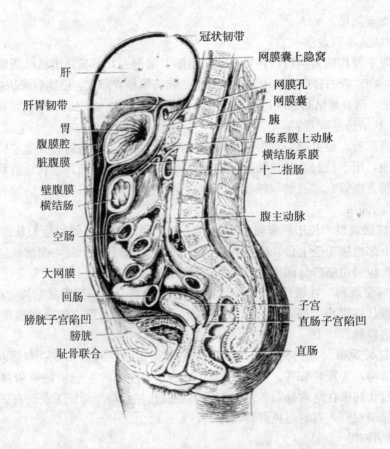

图 10-1 女性腹部正中矢状切面

（十二）腹后壁的皱襞和隐窝

1. 十二指肠的皱襞和隐窝观察　将腹腔内的大网膜和横结肠向上翻转，并将空肠起始部推向右侧，暴露出十二指肠升部左侧，相当于第2腰椎平面处，仔细观察十二指肠。在肠管偏上方有一半月形的皱襞，其下缘游离。此襞与十二指肠壁形成一个口向下方的窝，为十二指肠上隐窝。与此隐窝相对下方有一个三角形的皱襞，其上缘游离，与十二指肠壁之间形成一个口向上的窝，称十二指肠下隐窝，此皱襞为十二指肠下襞。

2. 盲肠后窝观察　将盲肠向左上方拉起，在盲肠的后下方，可见一腹膜形成的窝，为盲肠后窝。阑尾常在此窝内。

3. 乙状结肠间隐窝观察　在乙状结肠左后方近乙状结肠入小骨盆处，有乙状结肠与腹后壁形成的窝，为乙状结肠间隐窝。用手触摸底，可感知在其底部有一圆索状结构，为输尿管。

4. 肝肾隐窝观察　在肝右叶下方与右肾之间有一较深的陷凹，用手伸入此窝，可探知其深度大约与肾的厚度相当，约4cm。向上探查，此陷凹经肝后缘通肝后面与膈之间的间隙。

（十三）腹前壁的皱襞和隐窝

1. 脐正中襞　在连于膀胱尖与脐之间的圆索状结构，被腹膜覆盖，向腹腔内隆起。

2. 脐内侧襞　在脐正中襞的两侧，打开此皱襞，可见已闭锁的脐动脉。

3. 脐外侧襞　在脐内侧襞的外侧，又有一对腹膜皱襞，由髂外动脉发出的腹壁下动脉，向上内方，并被腹膜覆盖。

在上 5 条皱襞的下方形成了对称的 6 个窝，由内向外侧依次是：膀胱上窝，位于膀胱尖上方；腹股沟内侧窝，在脐内侧襞与脐外侧襞下部之间，其位置正好对应腹股沟管浅环；腹股沟外侧窝，在脐外侧襞下部外侧，正好对应腹股沟管深环的位置。

腹膜的陷凹：在男性，膀胱与直肠的陷凹为直肠膀胱陷凹，距肛门 7.5cm，女性的膀胱与子宫之间为膀胱子宫陷凹；直肠与子宫之间为直肠子宫陷凹，较深，距肛门约 3.5cm。

七、思考题

1. 胃后壁穿孔，胃内容物可能流到哪些部位？
2. 腹膜形成哪些陷凹？其中哪一位置是腹膜腔的最低点？

（刘　富）

脉 管 系 统

第十一章　心血管系统

第一节　心脏

一、预习要求

预习心的位置、外形及心各腔的形态、结构、房间隔和室间隔的形态结构。心传导系的组成、位置。左、右冠状动脉的起止、行径、重要分支以及三大主干（前室间支、旋支和右冠状动脉）的分布区域。心脏的体表投影。心壁的结构。心大、中、小静脉的行径注入。冠状窦的位置和开口。心包的构成。

二、重点

（一）心脏的位置、外形。
（二）心脏的内部结构。
（三）左、右冠状动脉的发起、行程、分支、分布。
（四）心包的组成。

三、难点

（一）心传导系统。
（二）心的纤维支架。

四、标本教具

（一）标本
1. 打开胸前壁的完整大体标本。
2. 离体心（包括完整的和显露各腔的）。
3. 标记有传导系的牛心瓶装标本。
4. 离体肺、心脏。
（二）模型、挂图
1. 心模型，塑料（或橡胶）心脏模型。
2. 心脏的相关内容挂图。

五、注意事项

（一）置心于解剖学位置后再行观察。

（二）分清心脏各腔。

（三）在自己身体上触摸心的位置。

六、教学内容

（一）心游离模型

心的外形近似倒置的、前后稍扁的圆锥体，分为一底、一尖、二面、三缘，表面尚有四条沟。

心尖朝向左前下方，心底朝向右后上方，故贯穿心底中央至心尖的假想线，即心纵轴呈斜行，约与身体正中面和水平面呈 45°角。

心的前面观：即胸肋面。胸肋面朝向前上方，右侧约 3/4 由右心室和右心房构成，左侧约 1/4 由左心室构成。胸肋面上部可见起于右心室的肺动脉干（位于心上方出入心的 3 个大血管的最左侧）行向左上方，起于左心室的主动脉（居中）在肺动脉干后方向上方走行。最右侧的为连于右心房的上腔静脉。

心尖：圆钝，游离，朝向左前下方，由左心室构成。

缘即心左缘、右缘和下缘（前面观）。左缘由上部的左心耳和下部的左心室构成。右缘由上部的上腔静脉和下部的右心房组成。下缘由右侧的右心室和左侧的左心室的心尖部组成，以心尖切迹为分界点。

心的后下面观：即观察心底和膈面。心底朝向右后上方，大部分由左心房，小部分由右心房组成。上、下腔静脉分别从上、下注入心底右侧的右心房；左、右肺静脉分别从两侧注入左心房。膈面即下面，近似水平位，向下方略倾斜，该面左侧约 2/3 由左心室构成，右侧约 1/3 由右心室构成。心表面的四条沟（前面、后下面观）：冠状沟，几呈额状位，近似环形，前方被肺动脉干中断，该沟将右上方的心房与左下方的心室分开；在心室的前面和膈面分别有分隔左、右心室的前室间沟和后室间沟，它们的走向分别与室间隔的前、下缘一致。前、后室间沟在心下缘，心尖右侧的会合处稍凹陷，称心尖切迹；在心底，右上、下肺静脉与右心房交界处的浅沟为后房间沟，与房间隔后缘一致，为左、右心房在心表面的分界线。后房间沟、后室间沟和冠状沟的交叉处为房室交界点，是一常用标志。

（二）心的表面观察

在大体标本上打开胸廓，可见表面包以心包的心脏，斜位于胸腔中纵隔内。约 1/3 在身体正中面右侧，2/3 在正中面左侧。前方对向胸骨体和第 2～6 肋软骨；后方平对第 5～8 胸椎；两侧与胸膜腔和肺相邻；上连出入心的大血管；下方邻膈。

打开心包，可见心和出入心的大血管根部，被心包包裹，心包为锥体形纤维浆膜囊，分内、外两层，外层为纤维心包，内层为浆膜心包。

纤维心包上与大血管外膜相续，下与膈的中心腱愈着。

浆膜心包分脏、壁两层。脏层紧贴心和大血管根部的表面，跨越心表面的各沟，各沟被冠状血管、脂肪等充填，故沟底浅平，轮廓不清。在大血管根部移行为壁层，贴衬于纤维心包内面。脏、壁两层之间的腔隙为心包腔，内有少量滑液，起润滑作用。在心包腔内，位于升主动脉、肺动脉干后方与上腔静脉、左心房前壁之间有心包横窦。在左心房后方与心包后壁之间有心包斜窦，其两侧界是左肺静脉、右肺静脉和下腔静脉，此外，心包腔前下部即心包胸肋部与膈部转折处的间隙为心包前下窦。

心的体表投影：在大体标本上胸前壁的心的投影可用 4 点及其连线表示。①左上点，在左侧第2肋软骨下缘，距胸骨左缘约1.2cm；②右上点，在右侧第3肋软骨上缘，距胸骨右缘约1cm；③左下点，在左侧第5肋间，左锁骨中线内侧1～2cm；④右下点，在右侧第7胸肋关节处。

左、右上点连线为心上界；左、右下点连线为心下界；左上、下点连线是心左界，略向左凸；右上、下点连线为心右界，略向右凸。了解心脏胸前壁的投影，对临床诊断有实用意义。

（三）心腔的观察

通过心外形的观察，我们知道左半心位于右半心的左后方，故平第4肋间隙上部，通过心作一水平切面并标以钟面数字，有助于对心腔位置关系的了解：右心室在5～8点之间；右心房占8～11点；左心房居11～1点；左心室与2～5点相当；房间隔和室间隔大致在10点半和4点半的方位上，约与身体正中面呈45°角。由上可知，右心房、室位于房、室间隔平面的右前方，右心室是最前方的心腔，右心房是最靠右侧的心腔，构成心右缘；左心房、室位于房、室间隔平面的左后方，左心房是最后方的心腔，左心室是最靠左侧的心腔，构成心左缘。

下面借助心的游离标本和模型观察心的4个腔。

1. 右心房 可分前、后两部。前部为固有心房，由原始心房衍变而来，其前上部为锥体形盲囊状的右心耳，由原始静脉窦发育而成，又称腔静脉窦。两部之间在心表面以靠近心右缘表面的浅沟即界沟为界，在腔面以与界沟相对应的纵行肌隆起即界嵴为界。

在标本及模型内表面可见（图11-1）：固有心房壁腔面因有许多平行的梳状肌而凸凹不平。梳状肌由界嵴发出，向前与右心耳内表面交织成网的肌小梁相延续。固有心房的左前下方有右房室口，通向右心室。

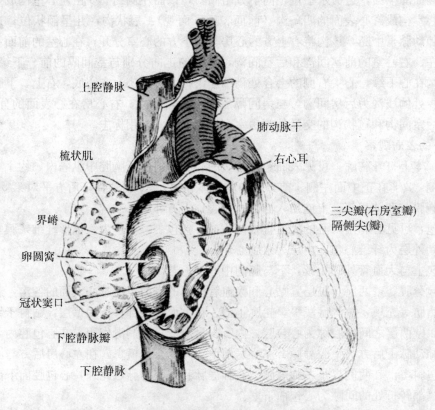

图11-1 右心房

86

腔静脉窦内表面光滑，上、下方分别有上腔静脉口和下腔静脉口。下腔静脉口前缘有下腔静脉瓣，下腔静脉口与右房室口之间有冠状窦口，口下缘有冠状瓣。

右心房的后内侧壁主要由房间隔形成。房间隔下部呈浅凹状的卵圆窝，由胎儿时期卵圆孔闭合后形成。卵圆窝边缘隆起为卵圆窝缘，其前上方的隆起称主动脉隆凸，由主动脉窦推顶右心房后内侧壁形成，故主动脉窦动脉瘤可向右心房穿破。冠状窦口前内缘、三尖瓣隔侧尖附着缘和 Todaro 腱之间的三角区称 Koch 三角。

2. 右心室　略呈尖端向下的锥形体，锥底被位于后上方的右房室口和左上方的肺动脉口所占据。右心室腔被一弓形的肌性隆起即室上嵴分为窦部（流入道）和漏斗部（流出道）。

从打开右心室前壁的标本和模型上观察（图 11-2）：

（1）窦部：由右房室口至右心室尖。窦部室壁有许多交错排列的肌隆起，称肉柱，故腔面凸凹不平。乳头肌为由室壁突入室腔的锥体状肌束。前乳头肌，1～2 个，较大，位于前壁下部，其根部有一条肌束横过室腔至室间隔下部的节制索（隔缘肉柱），内有心传导系纤维通过；后乳头肌，位于隔壁，多为数个小乳头肌组成；隔侧乳头肌，细小，位于室间隔。

右房室口呈卵圆形，其周缘有致密结缔组织构成的三尖瓣环围绕，三尖瓣基底附于该环，瓣游离缘垂入室腔。瓣膜被三个深陷的切迹分为 3 个近似三角形的瓣叶，据其位置分别称前尖、后尖和隔侧尖。每个乳头肌尖端发出的腱索与 2 个尖瓣相连。当心室收缩时，由于三尖瓣环缩小以及血液推动，使三尖瓣紧闭，因乳头肌收缩和腱索牵拉，瓣膜不致翻向心房。

鉴于三尖瓣环、三尖瓣、腱索和乳头肌在结构和功能上的密切关联，常将四者合称三尖瓣复合体。

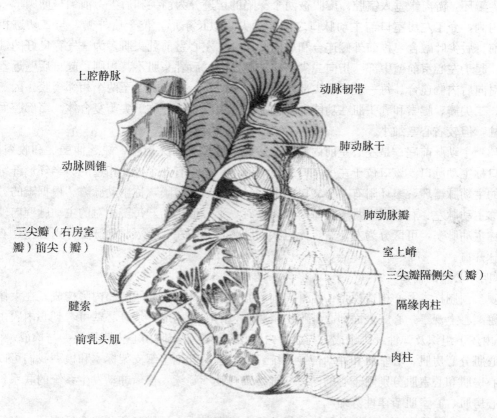

图 11-2　右心室

（2）漏斗部：即动脉圆锥，位于窦部左上方，从标本及模型观察，其腔面光滑无肉柱，其上端借肺动脉口通肺动脉干。肺动脉口周缘有3个彼此相连的半环形纤维环称肺动脉瓣环，环上附有3个袋口向上，呈半月形的肺动脉瓣。每瓣游离缘中央有一半月瓣小结。当心室收缩时，血液冲开肺动脉瓣进入肺动脉；心室舒张时，3个袋状瓣膜被倒流血液充盈而关闭，阻止血液反流入心室。

3. 左心房　在左心房后壁、肺静脉之间进行"U"形切开，或在打开左心房后壁的模型观察：左心房可分前、后二部。前部为左心耳，突向左前方，覆盖于肺动脉干根部左侧及冠状沟前部。左心耳较右心耳狭长，壁厚，边缘有数个深陷切迹，其腔面肌小梁交织成网，当心功能障碍，心内血流缓慢时容易导致血栓形成。左心房后部较大，腔面光滑，有五个开口：后方两侧分别有左肺上、下静脉和右肺上、下静脉开口，开口处无瓣膜，但心房肌可围绕肺静脉延伸1～2cm，具有括约肌样作用；前下方有左房室口通左心室。

4. 左心室　打开左心室，在前室间沟左侧0.5cm处，自心尖向主动脉根的方向切开左心室前壁直至左肺动脉下方，再自第一切口中部沿冠状沟下方0.5cm处环形切开左心室前壁及后壁直至距后室间沟0.5cm，打开心室，注意左心室壁厚，不可猛力牵拉，以免扯断腱索，损伤瓣膜。或在打开左心室的模型上观察。

左心室是细长的圆锥体，其尖端即解剖学心尖，底被彼此靠近的左房室口和主动脉口占据。左心室壁厚9～12mm，约为右心室壁厚度的3倍。左心室腔以二尖瓣前瓣为界分为窦部（左心室流入道）和主动脉前庭（流出道）。

（1）窦部：入口为左房室口，其周缘有二尖瓣环，该环较三尖瓣环略小。二尖瓣基底附于二尖瓣环，游离缘垂入室腔。瓣膜被两个深陷的切迹分为前尖和后尖。前尖呈卵圆形，位于前内侧，介于左房室口与主动脉口之间；后尖略似长条形，位于后外侧。与二切迹相对处，前、后尖叶融合，称前外侧连合和后内侧连合。左心室前乳头肌多为一发育良好的锥体形肌，起于左心室前壁中部，指向二尖瓣前外侧连合；后乳头肌不甚规则，起自后壁近室间处，对向后内侧连合。每一乳头肌尖部通常有数个肌头，发出腱索至两个相邻瓣膜。因二尖瓣环、二尖瓣、腱索和乳头肌在功能和结构上密切关联，故合称二尖瓣复合体。窦部腔面也有肉柱，但较右心室细小。

（2）主动脉前庭：是左心室前内侧部分。此部腔壁光滑无肉柱，缺乏伸展性和收缩性，其出口称主动脉口。该口位于左房室口的前内侧，口周缘有3个彼此相连的、半环形纤维束构成的主动脉瓣环，瓣环附有3个袋口向上，呈半月形的瓣膜，称主动脉瓣。根据瓣的方位分别称主动脉左、右、后半月瓣，每瓣游离缘有一半月形小结。每瓣相对的主动脉壁向外膨出，称主动脉窦，可区分为左、右、无冠状动脉窦，其中左、右冠状动脉窦分别有左、右冠状动脉开口。

（四）心壁的构造

观察预制标本及心构造模型：由外向内，心壁由心外膜、心肌和心内膜构成。在大体标本及游离心上观察，心脏表面即心外膜由浆膜心包的脏层构成；切开心壁可看到心内膜由内皮、内皮下组织及弹性纤维组成，与血管内膜相延续。心瓣膜由心内膜折叠参与构成。

心肌分心房肌、心室肌和冲动传导系统。通过心的纤维组织支架标本和模型我们可以看到，心房肌和心室肌分别附于心的同一纤维支架，互不延续，仅借冲动发生系统的联系，以协调心房肌、心室肌节律性舒缩。

通过标本及模型观察到心的纤维支架包括左、右各1个纤维三角和4个纤维环。右纤维三角又称中心纤维体，位于左、右房室口和主动脉口之间。房室束穿过右纤维三角并沿室间隔膜性部的后下缘走行。右纤维三角钙化，将会影响房室束的传导。左纤维三角在主动脉口和二尖瓣口之间的左侧。4 个纤维环是肺动脉瓣环、主动脉瓣环、二尖瓣环和三尖瓣环。这些纤维环是瓣膜和心肌的附着处。可使房室口和动脉口不至于随心肌收缩而扩大，防止血液逆流。

房间隔位于右心房后内侧壁，由双层心内膜夹以结缔组织和少量心肌所组成。其后下部的卵圆形凹陷为卵圆窝，为胚胎时期沟通左、右心房的卵圆孔闭锁后的遗迹。如果出生后此孔未闭，即成为先天性心脏病的一种——房间隔缺损。窝的前上缘较隆起，称卵圆窝缘。

室间隔位于左、右心室之间，大部分由心肌组成，其两面亦为心内膜，前、后缘相当于心表面的前、后室间沟，其上部在主动脉口下方处，有一不规则形的膜性结构，较薄，缺乏心肌，称为膜性部，面积约 $0.8cm^2$。其余为肌性部。膜性部右侧，三尖瓣的附着缘将膜性部分为：前下部分隔左、右心室，室间隔缺损多发生于此处，是较常见的先天性心脏病之一；后上部介于左心室的主动脉前庭与右心房之间，故又名房室隔。

（五）心传导系

观察预制标本和心的传导系模型：特殊分化的心肌细胞构成心脏本身的冲动发生传导系统。包括窦房结、结间束、房室结区、房室束及其分支、Purkinje 纤维网，其功能是发动和传导冲动，使心肌按一定顺序有节律地舒缩，以维持心的正常功能。

1. 窦房结　位于上腔静脉根与右心耳交界处，右心房界沟上端的心外膜深面，呈梭形，长约 15mm，宽约 8mm，厚约 2mm。其内有具起搏作用的 P 细胞。此结是心正常节律运动的起搏点。正常成人心率为 60～80 次/min。窦房结中央被窦房结动脉穿过，故此结可能直接感受动脉的搏动。

2. 结间束　包括前、中、后 3 个结间束。前结间束经上腔静脉的前缘和房中隔到房室结，此束最短，在正常情况下对传导起最重要的作用。后结间束自窦房结，沿界嵴下行，经下腔静脉口前缘到房中隔，终于房室结。中结间束经上腔静脉口后缘及房中隔到达房室结。前结间束在进入房中隔之前发出分支到左心房，称为上房间束或 Bachmann 束。3 条结间束在房室结上方相互交织处发出下房间束，与房间隔左面的左房肌纤维相连。

3. 房室结　是房室结区的中央部分，位于冠状窦口前上方，房间隔的下部，三尖瓣隔侧瓣附着缘稍上方的心内膜深面。其内 P 细胞较少。房室结亦有起搏作用，正常成人为 40～60 次/min。正常时房室结的节律为窦房结的冲动抑制。

4. 房室束又称希氏束，由房室结的前端发出，行向前至室间隔膜部后缘，即转向膜部后下方，到达室间隔肌性部上缘，分为左脚和右脚（又名左束支和右束支）。二支分别沿室间隔两侧浅部下行。右脚为一圆索形束，在室间隔右侧的心内膜深面向下行，经隔缘肉柱至前乳头肌根部，然后分散为 Purkinje 纤维丛。丛的分支在心内膜至右室壁各部及乳头肌下，其分支与普通心肌纤维相连接。左脚呈扁带状，在右心内膜下沿室隔左侧下行，然后分成二股或多股，于心内膜深面下降至心尖。这些股又各分为多支，经肉柱至乳头肌，最后亦分散成 Purkinje 纤维丛分布于左室各部。

（六）心的血管

取心的模型及心的游离标本，解剖心标本的血管与模型对照观察。

解剖心的血管：在心的胸肋面沿前室间沟，用刀尖轻轻挑开浆膜心包脏层（心外膜），清除沟内的脂肪，暴露心前的血管。修洁血管下至心尖切迹，上至冠状沟。再沿冠状沟清理出位于沟内的左、右冠状动脉和它们的伴行静脉。在膈面，自冠状沟向下清除后室间沟内的脂肪，修洁沟内的血管。在冠状沟后部左侧，寻短而粗的静脉，即冠状窦。注意：在清理过程中，应耐心剥离，不要切断血管的分支，解剖完毕，检查动脉和静脉的起源、行程及分支。

心的动脉：包括左、右冠状动脉。

1. 左冠状动脉　为一短干，发自左冠状动脉窦，经肺动脉起始部和左心耳之间，沿冠状沟向左前方行 3～5mm，立即分为前室间支和旋支。

（1）前室间支：沿前室间沟走行，绕心尖切迹至后室间沟，与右冠状动脉的后室间支吻合。前室间支向左侧、右侧和深面发出三组分支，分布于左心室前壁、部分右心室前壁和室间隔前 2/3（其中有右束支和左束支的左前上支通过）。因 50％ 以上的心肌梗死系前室间支闭塞所致，故常将该支称为"猝死动脉"。当前室间支闭塞时，可发生左室前壁和室间隔前部心肌梗死，并可发生束支传导阻滞。其主要分支有：

①右室前支：分布于右心室前壁靠近前纵沟区域。最多可有 6 支，第 1 支往往在近肺动脉瓣水平处发出，分布至肺动脉圆锥，称左圆锥支。此支与右冠状动脉的右圆锥支互相吻合形成动脉环，称为 Vieussens 环，是常见的侧支吻合。

②左室前支：分布至左室前壁、左室前乳头肌和心尖部。

③室间隔前支：分布至室间隔前 2/3。

（2）旋支：沿冠状沟左行，绕过心左缘至左心室膈面，多在心左缘与后室间沟之间的中点附近分支而终。旋支分布于左心房、左心室左侧面和膈面。旋支闭塞时，常引起左室侧壁或膈壁心肌梗死。

2. 右冠状动脉发自右冠状动脉窦，经肺动脉起始与右心耳之间，沿冠状窦沟绕心右缘至心的膈面，末端转入后室间沟，延为后室间支。右冠状动脉主要分支有：

（1）右旋支：为右冠状动脉的一终支，起始后向左行越过房室交点，止于房室交点与心左缘之间，也可有细支与旋支（左旋支）吻合。

（2）右缘支：较粗大，沿心下缘左行趋向心尖。

（3）窦房结支：在起点附近由主干分出（占 60.9％），在主动脉根部和左心耳之间下行，至上腔静脉根部达窦房结。此动脉供应窦房结及其组织（有 39.1％ 起自左冠状动脉）。

（4）房室结支：约 93％ 的人发自右冠状动脉，越过房室交点处的"U"形弯曲顶部，行向深面至房室结。

（5）后室间支：为右冠状动脉的终支，与左冠状动脉的前室间支吻合，沿途发出分支至左、右心室后壁及发出室间隔支至室间隔后 1/3。

采用 Schlesinger 的分类原则，可将冠状动脉分为 3 个类型：

右优势型：右冠状动脉除发出后降支外，还有分支分布于左室膈面的部分或全部。

均衡型：两侧心室的隔面由本侧的冠状动脉供应，它们的分布区不越过房室交界点和后室间沟。

左优势型：左冠状动脉除发出降支外，还发出分支供应右室膈面的一部分。

据我国调查，右优势型约占 65％，均衡型约占 29％，左优势型约占 6％。

3. 心的静脉流经冠状动脉的血液，通过毛细血管后，大部分（约 60％）经冠状窦汇入右房；一小部分直接注入右房；极小部分直接流入左、右心房和左、右心室。

（1）心最小静脉：又称 Thebesian 静脉，是位于心壁内的小静脉，直接开口于各心腔。

（2）心前静脉：有 2～3 支，起于右心室前壁，跨右冠状沟，开口于右心房。

（3）冠状窦：位于心膈面的冠状沟内，左心房和左心室之间，其右端开口于右心房。心绝大部分静脉血回流到冠状窦。其主要属支有：

①心大静脉：在前室间沟内与前室间支伴行，向后上至冠状沟，再向左绕行至左室膈面注入冠状窦左端。

②心中静脉：与后室间支伴行，注入冠状窦右端。

③心小静脉：左冠状沟内与右冠状动脉伴行，向左注入冠状窦右端。

心静脉之间的吻合远较冠状动脉丰富，冠状窦属支之间以及属支与心前静脉之间均有丰富的吻合。

七、思考题

1. 简述心脏的位置，各瓣膜的位置和作用。
2. 简述心的传导系统组成。
3. 左右心房各有哪些孔？
4. 营养心脏的冠状动脉有哪些主要分支？冠状窦收集哪些血管的静脉血？
5. 心表面有哪几条沟？各走行哪些血管？
6. 右心室可以区分为哪几个部分？说明其位置及入口和出口？
7 右心房有哪些主要结构？
8. 右心室有哪些主要结构？
9. 窦房结和房室结各位于什么部位？
10. 心的静脉血由哪几个途径回心？冠状窦主要属支有哪几条？
11. 压力感受器和化学感受器的部位和功能。

（刘　富）

第二节　动脉

一、预习要求

预习肺动脉干和左、右肺动脉的起止、行径及动脉韧带。升主动脉的起止、位置、分支。主动脉弓的起止、位置、分支。左、右颈总动脉的起始、位置和行径。颈动脉窦和颈动脉小球的形态、位置。颈外动脉的行径和分支、颈内动脉在颈部的行径。观察锁骨下动脉、腋动脉、肱动脉、桡动脉和尺动脉的起止、行径和分布。掌浅弓、掌深弓的组成、分支及体表投影。胸主动脉的起止和行径。熟悉肋间后动脉的行径和分布。

预习腹主动脉的起止、行径、分支，腹腔干、肠系膜上动脉和肠系膜下动脉的起止、行径和分布范围。肾动脉、睾丸动脉或卵巢动脉的行径和分布。髂总动脉的起止和行径、子宫动脉的行径和分布。髂内动脉的分支和分布情况。髂外动脉、股动脉、胭动脉、胫后动脉、胫前动脉、足背动脉的起止、行径和分布。膈下动脉、腰动脉、肾上腺动脉的分布。肠动脉的配布特点。股动脉的体表投影。股深动脉的行径和分布。腹壁下动脉、腓动脉、足底内、外侧动脉的行径。

二、重点

（一）腹腔干、肠系膜上、下动脉的分支分布。

（二）颈总动脉，锁骨下动脉、腋动脉、肱动脉，尺动脉、桡动脉的行程，熟悉其主要分支分布。

（三）掌浅弓、掌深弓的组成。

（四）股动脉、腘动脉、胫前、胫后动脉，足背动脉的行程，分布。

三、难点

（一）腹腔干、肠系膜上、下动脉的分支分布。

（二）掌浅弓、掌深弓的组成。

四、标本教具

（一）标本

1. 打开胸前壁的完整大体标本。

2. 完整大体标本示全身动脉。

3. 示髂内动脉分支及头颈部动脉的瓶装标本。

（二）模型、挂图

1. 头颈部深层结构模型。

2. 全身动脉相关内容挂图。

五、注意事项

（一）动脉是将血从心运送到全身各器官的血管。动脉在器官外分布的基本特点：如对称性，每大局部有动脉主干，躯干部有壁支和脏支之分，动脉多位于身体的屈侧与静脉、神经伴行等。器官的动脉分布与该器官的形态和功能有关。肺动脉内含静脉血，肺静脉内含动脉血。

（二）结合图谱认识内分泌器官的形态、位置。

六、教学内容

（一）肺循环的动脉

取心模型（带出入心的大血管）观察与右心室相连的肺动脉。

解剖大体标本：打开胸廓前壁，暴露出纵隔的位置，小心剥离上纵隔及前纵隔的结缔组织，使上纵隔内的血管暴露清晰。打开心包，把出入心的血管与上纵隔内的血管完全显露出来，辨认肺动脉干及其分支。

1. 肺动脉　干起自右心室，走在与左心室相连的升主动脉前方，向左后上方斜行，至主动脉弓下方分为左、右肺动脉进入肺根。

2. 左肺动脉　较短，在左主支气管前方横行，分两支进入左肺上、下叶。

3. 右肺动脉　较大而粗，经升主动脉和上腔静脉后方向右横行，至右肺门处分为3支进入右肺上、中、下叶。按右肺动脉走向和口径似为肺动脉干的延续。

4. 动脉导管　在肺动脉干分叉处稍左侧有一纤维性的动脉韧带，连于主动脉弓下缘，是胚胎时期动脉导管闭锁后的遗迹。动脉导管在出生后 6 个月尚未闭锁，则称动脉导管未闭，是最常见的先天性心脏病之一。

（二）体循环的动脉

打开后纵隔，剥离血管及其他结构，切除多余的组织，在分离血管时注意不要将发自胸主动脉后壁的肋间动脉切断；在腹腔打开腹后壁的壁腹膜，分离腹主动脉至其分出髂总动脉处。

在颈根部，沿上纵隔内向上的血管分支，分离血管至头面部，在剥离过程注意不要切断那些细小分支，为清楚暴露各血管分支，可切断胸锁乳突肌、颈阔肌、肩胛舌骨肌和茎突舌骨肌，并切除下颌支及下颌体的一部分，注意在切除下颌骨时，小心凿开骨质，注意不要破坏下牙槽动脉；在面部切开并切除部分面肌，充分暴露头面部的血管及其分支，对照模型与标本观察各级动脉。

主动脉（由前面观及纵隔侧面观）为体循环的动脉主干，起自左心室，向右前上方行走，达右侧第 2 胸肋关节高度，弯向左后方，至第 4 胸椎体左侧，沿脊柱下降，在第 12 胸椎体的前方穿膈肌主动脉裂孔入腹腔，继续下行，至第 4 腰椎体下缘前方分为左、右髂总动脉。根据行程，主动脉可分为主动脉升部、主动脉弓和主动脉降部。主动脉降部又分为主动脉胸部和主动脉腹部。

1. 主动脉升部　即升主动脉，于胸骨左缘后方平对第 3 肋间起自左心室，向右前上方斜行，达右侧第 2 胸肋关节高度移行为主动脉弓。主动脉升部的分支为起于左、右窦的左、右冠状动脉。

2. 主动脉弓　主动脉弓于胸骨角平面续于升主动脉，弓形弯向左后方，跨左肺根达第 4 胸椎体下缘移行为主动脉降部。主动脉弓的前方为胸骨柄，后方有气管、食管等。主动脉弓壁外膜下有压力感受器，具有调节血压的作用。主动脉弓下方有 2～3 个粟粒状小体，称主动脉小球，属化学感受器。

主动脉弓的分支：从弓的凸侧发出 3 条较大的动脉，自右向左为头臂干、左颈总动脉和左锁骨下动脉。头臂干又称无名动脉，短而粗，起于主动脉弓，经气管右半部的前面，向右上方斜升，达右胸锁关节的后方，分为右颈总动脉和右锁骨下动脉。

（1）颈总动脉：是头颈部的主要动脉干，右侧的发自头臂干，左侧的直接起自主动脉弓。两侧颈总动脉均经过胸锁关节后方，沿气管和喉的外侧上升，被颈阔肌和胸锁乳突肌及肩胛提肌覆盖。切除上述肌肉后，可见其至平对甲状软骨上缘处分为颈内、外动脉。颈总动脉的外侧有颈内静脉，两者之间的后方为迷走神经，三者皆被包于颈动脉鞘内。

在颈总动脉分为颈内、外动脉处有两个重要结构，即颈动脉窦和颈动脉小球。

颈动脉窦：是颈总动脉末端和颈内动脉起始部的膨大部分。窦壁外膜较厚，其中有丰富的游离神经末梢，称压力感受器。当血压增高时，窦壁扩张，刺激压力感受器，可反射性地引起心跳减慢，末梢血管扩张，血压下降。

颈动脉小球：是一个扁椭圆形小体，借结缔组织连于颈动脉权的后方，为化学感受器，可感受血液中二氧化碳分压、氧分压和氢离子浓度变化。当血中氧分压降低或二氧化碳分压增高时，反射性地使呼吸加深加快。

从下颌角至乳突尖连线中点，向胸锁关节画一连线。该线以甲状软骨上缘为界，上段为颈外动脉，下段为颈总动脉的体表投影。当头面部大出血时，可循颈总动脉体表投影，于胸锁乳突肌前缘，平喉的环状软骨高度，向后内将其压向第 6 颈椎的颈动脉结节，进行急救止血。

①颈外动脉（图11-3）：初起颈内动脉的前内侧，然后跨过其前方绕至其前外侧上行，穿腮腺实质，达下颌颈高度分为颞浅动脉和上颌动脉两个终支。颈外动脉的分支有：

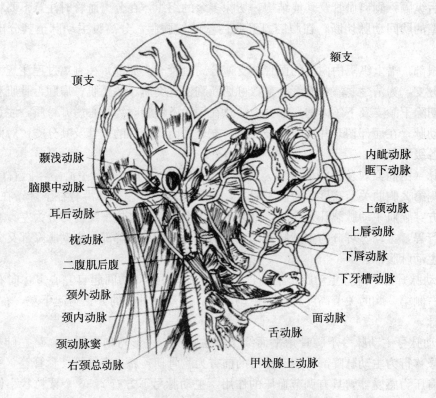

图11-3 头、颈部的动脉

甲状腺上动脉：从颈外动脉起始部或偶尔由颈总动脉发出，行向前下方至甲状腺侧叶上端，分支至甲状腺和喉。

舌动脉：平舌骨大角处起于颈外动脉，向前内行，经舌骨舌肌深面至舌，分支营养舌、口底结构和腭扁桃体等。

面动脉：在舌动脉稍上方约平下颌角高度发起，向前经下颌下腺深面，于咬肌前缘绕过下颌骨下缘至面部，然后沿口角及鼻翼外侧，迂曲上行到内眦，易名内眦动脉。面动脉分支分布于下颌下腺、面部和腭扁桃体等。面动脉在咬肌前缘绕下颌骨下缘处位置表浅，在活体可摸到动脉搏动。当面部出血时，可在该处压迫止血。

颞浅动脉：在外耳门前方上行，越颧弓根至颞部皮下，多在眶上缘水平分为额支和顶支。颞浅动脉分支分布于腮腺和额、颞、顶部软组织，其额、顶支是临床施行带血管皮瓣移植的常用血管。在活体上，在外耳门前上方颧弓根部可摸到颞浅动脉搏动，当头前外侧部出血时可在此处进行压迫止血。

上颌动脉：经下颌颈深面入颞下窝，在左翼内、外肌之间向前内走行至翼腭窝。沿途分支至外耳道、鼓室、牙及牙龈、鼻腔、腭、咀嚼肌、硬脑膜等处。其分布于硬脑膜者称脑膜中动脉，在下颌颈深面发出，向上穿棘孔入颅腔，分前、后两支，紧贴颅骨内面走行，分布于颅骨和硬脑膜。前支经过颅骨翼点内面，颞部骨折时易受损伤，引起硬膜外血肿。

94

颈外动脉尚发出枕动脉和耳后动脉，向后上行走，分布到枕顶部和耳后部；咽升动脉，沿咽侧壁上升至颅底，分布至咽、颅底等处。

同侧颈外动脉分支之间、同侧与对侧颈外动脉分支之间有丰富的动脉吻合；颈外动脉与颈内动脉、锁骨下动脉的许多分支之间亦有比较丰富的吻合。当一侧颈外动脉或其分支结扎后，可通过上述吻合可建立比较充分的侧支循环。

②颈内动脉：由颈总动脉发出后，垂直上升至颅底，经颈动脉管入颅腔，分支分布于视器和脑。

（2）锁骨下动脉（图11-4）：是一对较粗大的动脉干，左侧的直接起自主动脉弓，右侧的起于头臂干，左侧略长于右侧。左、右两动脉分别沿两肺尖的内侧，斜越胸膜顶的前面，出胸廓上口到颈根部，经第1肋上面穿过斜角肌间隙，呈弓形弯向外方，至第1肋外缘，移行为腋动脉。

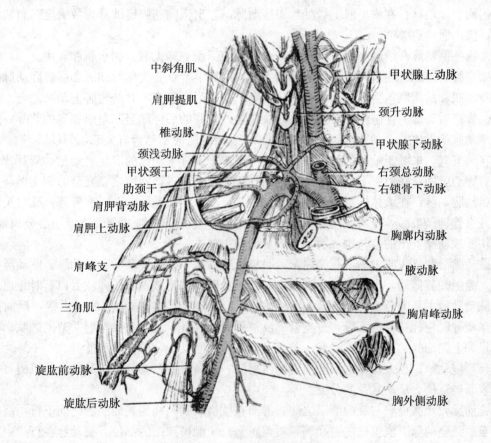

图11-4 锁骨下动脉及其分支

锁骨下动脉的主要分支有：

①椎动脉：在前斜角肌内侧起自锁骨下动脉，向上穿第1～6颈椎横突孔，经枕骨大孔入颅腔，左右合成一条基底动脉。

②胸廓内动脉：在椎动脉起始相对侧发起，向下入胸腔，沿第1～6肋软骨后面下降，约在第6肋软骨下缘附近分为腹壁上动脉和肌膈动脉两终支。腹壁上动脉穿膈进入腹直肌鞘，在腹直肌鞘深面下行，分支营养该肌，并与腹壁下动脉吻合；肌膈动脉位于肋弓后面，

分支分布于下 5 个肋间隙、膈和腹壁肌。胸廓内动脉在行程中发出 6 条肋间前支，至上 6 肋间隙和乳房；心包膈动脉伴膈神经走行，分支至心包和膈等处。

③甲状颈干：为一短干，在椎动脉外侧，前斜角肌内侧缘附近起始，迅速分为数支，分布于颈部的一些器官、颈和肩部肌、脊髓及其被膜等处。其中，主要分支为：甲状腺下动脉，向内上走行，横过颈动脉鞘后方，至甲状腺侧叶下端，分支营养甲状腺、咽、食管、喉和气管；肩胛上动脉，向外下走行，经冈上窝至冈下窝，分支营养冈上、下肌。此外，锁骨下动脉还发出肋颈干至颈深肌和第 1、2 肋间隙后部；肩胛背动脉至背部。

（3）腋动脉：在大体标本上切断一侧锁骨，游离出胸大肌和胸小肌；沿锁骨下动脉向外下分离腋动脉，至大圆肌下缘，在分离血管时，注意不要切断腋动脉上所发出的分支，并沿其分支分离至其供血部位。腋动脉行于腋窝深部，至大圆肌下缘移行为肱动脉。

其主要分支有：

①胸肩峰动脉：在胸小肌上缘处起于腋动脉，穿出锁胸筋膜迅即分为数支至三角肌、胸大肌、胸小肌和肩关节。

②胸外侧动脉：沿胸小肌下缘走行，分布到前锯肌、胸大肌、胸小肌和乳房。

③肩胛下动脉：在肩胛下肌下缘附近发出，向后下行，分为胸背动脉和旋肩胛动脉。前者至背阔肌和前锯肌；后者穿三边孔至冈下窝，营养附近肌肉，并与肩胛上动脉吻合。

④旋肱后动脉：伴腋神经穿四边孔，绕肱骨外科颈的后外侧至三角肌和肩关节等处。

腋动脉还发出胸上动脉至第 1、2 肋间隙；发出旋肱前动脉至肩关节及邻近肌。

在冈下窝，来源于腋动脉的旋肩胛动脉与来源于锁骨下动脉的肩胛上动脉、肩胛背动脉形成肩胛动脉网，在肩胛下动脉起点以上结扎腋动脉，通过该网可建立充分的侧支循环。

（4）肱动脉：在大体标本上分离肱动脉及其分支：沿腋动脉向下，在臂部，肱二头肌内侧打开血管神经束膜，分离肱动脉及其分支至肘窝。注意：在肘关节上方，小心分离血管，不要切断肱动脉发出的参与构成肘关节动脉网的小分支。

肱动脉沿肱二头肌内侧下行至肘窝，平桡骨颈高度，分为桡动脉和尺动脉。肱动脉位置表浅，能触知其搏动，当前臂和手部出血时，可在臂中部将该动脉压向肱骨以暂时止血。

肱动脉最主要的分支为肱深动脉。在三角肌下缘稍下发自肱动脉的后内壁，斜向后外方，伴桡神经绕桡神经沟下行，分支营养肱三头肌和肱骨，其终支参与肘关节网。肱动脉还发出尺侧上副动脉、尺侧下副动脉、肱骨滋养动脉和肌支，营养臂肌和肱骨。

（5）桡动脉：在大体标本切断前臂的浅层肌，分离血管及其分支至其供血的肌肉，在深层肌表面辨认桡、尺动脉及其分支。

桡动脉先经肱桡肌与旋前圆肌之间，继而在肱桡肌腱与桡侧腕屈肌腱之间下行，绕桡骨茎突至手。桡动脉下段仅被皮肤和筋膜覆盖，是临床触摸脉搏的部位。桡动脉在行程中除发出分支参与肘关节网和营养前臂肌外，主要分支有：

①掌浅支，在桡腕关节处发出，穿鱼际肌或沿其表面至手掌，与尺动脉末端吻合成掌浅弓。

②拇主要动脉：在手掌深部发自桡动脉，分为 3 支，分布于拇指掌面两侧缘和示指侧缘。

（6）尺动脉：在大体标本的前臂背侧切断浅层肌肉，分离血管及分支，在手掌切断屈肌支持带，清理腕管内除血管外的所有结构。在手掌，切除掌腱膜及指浅、深屈肌腱。

尺动脉在尺侧腕屈肌与指浅屈肌之间下行，经豌豆骨桡侧至手掌，与桡动脉掌浅支吻合成掌浅弓。尺动脉在行程中除发分支至前臂尺侧诸肌和肘关节网外，主要分支有：

①骨间总动脉，在肘窝处起自尺动脉，行于指深屈肌与拇长屈肌之间，到前臂骨间膜近侧端分为骨间前动脉和骨间后动脉，分别沿前臂骨间膜前、后面下降，沿途分支至前臂肌和尺桡骨。

②掌深支：在豌豆骨远侧起自尺动脉，穿小鱼际至掌深部，与桡动脉末端吻合形成掌深弓。

（7）掌浅弓和掌深弓（图 11-5、图 11-6）：掌浅弓由尺动脉末端与桡动脉掌浅支吻合而成，位于掌腱膜深面。弓的凸缘约平掌骨中部。从掌浅弓发出 3 条指掌侧总动脉和 1 条小指尺掌侧动脉。3 条指掌侧总动脉行至掌指关节附近，每条再分为 2 支指掌侧固有动脉，分别分布到第 2～5 指相对缘；小指尺掌侧动脉分布于小指掌面侧缘。

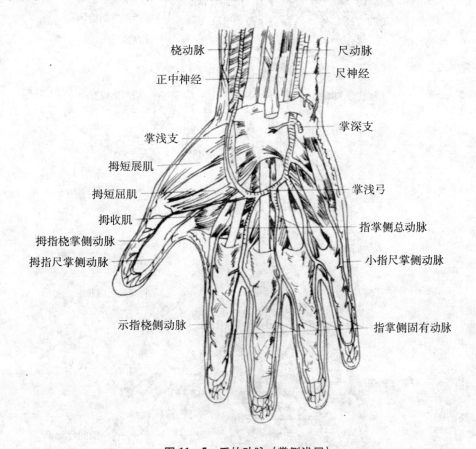

图 11-5 手的动脉（掌侧浅层）

掌深弓由桡动脉末端和尺动脉的掌深支吻合而成，位于屈指肌腱深面。弓的凸缘在掌浅弓近侧，约平腕掌关节高度。由弓发出 3 条掌心动脉，行至掌指关节附近，分别注入相应的指掌侧总动脉。

3. **胸主动脉**（图 11-7）打开后纵隔，分离其中的血管及发自血管后壁的壁支，注意不要切断小的分支。

胸主动脉为主动脉弓的延续，上至第 4 胸椎下缘，下至膈的主动脉裂孔。开始在脊柱左侧，向下逐渐转至脊柱前方，胸主动脉的分支为壁支和脏支。

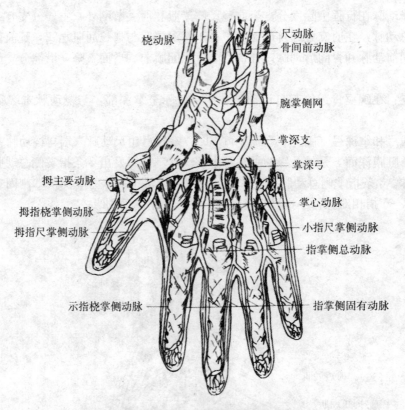

图 11-6　手的动脉（掌侧深层）

图中标注：
桡动脉
尺动脉
骨间前动脉
腕掌侧网
掌深支
掌深弓
拇主要动脉
掌心动脉
拇指桡掌侧动脉
小指尺掌侧动脉
拇指尺掌侧动脉
指掌侧总动脉
示指桡掌侧动脉
指掌侧固有动脉

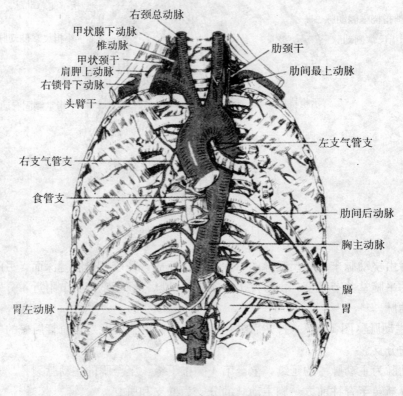

图 11-7　胸主动脉及其分支

图中标注：
右颈总动脉
甲状腺下动脉
椎动脉
甲状颈干
肩胛上动脉
右锁骨下动脉
头臂干
肋颈干
肋间最上动脉
左支气管支
右支气管支
食管支
肋间后动脉
胸主动脉
膈
胃
胃左动脉

（1）壁支：有肋间后动脉、肋下动脉和膈上动脉。

肋间后动脉：第1、2肋间的动脉来自锁骨下动脉的肋颈干，第3～11肋间的动脉来自胸主动脉后壁，横行向外，在脊柱两侧各分为前、后两支。后支较小，分布于脊髓及其被膜、背部皮肤和肌肉；前支在相应肋骨下缘的肋沟内前行，分支分布于第3肋间以下的胸壁和腹壁上部（肋下动脉在第12肋下亦发自于胸主动脉），并与胸廓内动脉的肋间分支吻合。

膈上动脉：为2～3条，分布于膈上面后部。

（2）脏支：包括支气管支、食管支和心包支，为一些分布于气管、支气管、食管和心包的一些细小分支。

4. 腹主动脉　在大体标本上观察：沿腹中线切开腹壁至髂嵴，游离膈肌及肝的镰状韧带、肝圆韧带，连同胸前壁向下掀开腹前壁，暴露腹、盆腔脏器。尽量把肝推向上，暴露并认清小网膜。沿肝镰状韧带左侧向后切断肝左叶及它与膈之间的韧带，将切下的肝摘除。沿胃小弯中份剖开小网膜前层，寻认胃左动脉；沿胃小弯向右，清理出胃右动脉，并追踪胃左、右动脉的发出处。切开小网膜后层，检查网膜囊后壁，尽量将胃小弯拉向下，在贲门处继续追踪胃左动脉，必要时切开胃胰之间的腹膜襞，证实其发自腹腔干为止。

在胃大弯中份下约1cm处，横行剖开大网膜前层，寻认与胃大弯平行的胃网膜左、右动脉。向右清理胃网膜右动脉直至幽门下方，证实它发自胃十二指肠动脉；向左追踪清理胃网膜左动脉至其发自脾动脉处。注意胃短动脉和胃网膜左动脉的胃支走向胃壁的方向有何不同。这可作为胃大切手术中切胃的标志。

将胃翻向上，暴露网膜囊后壁。在网膜孔下方，确认发自腹腔干的肝总动脉，解剖出其2个分支：行向上进入肝十二指肠韧带的肝固有动脉，行向下潜至十二指肠上部的胃十二指肠动脉；后者又分为2支：一支经幽门下方进入大网膜的胃网膜右动脉；另一支下行于胰头和十二指肠降部之间沟内的胰十二指肠上动脉，证实它在沟内向两侧分支供应胰头和十二指肠上半部。

沿已剖出的肝总动脉，找到腹腔干，再从腹腔干找出其另一分支——脾动脉，暂不追踪，只需要查清它在进入脾门前分出胃网膜左动脉。

追踪已剖露的胃左动脉至其发自腹腔干。沿胰腺上缘切开壁腹膜，自腹腔干向左清理脾动脉至脾门。查看其行程有何特点和沿途发出的粗细不一的胰支，其中有较粗的胰大、胰背和胰尾动脉。清理脾动脉末端的分支情况，观察它至胃及大网膜分支的发出处。

清理上行的肝固有动脉至肝门，确认它是否分为左支与右支并进入肝门。寻认、修洁并保留自肝动脉右支发至胆囊的胆囊支，认清它与胆囊管的关系。

把全部空肠与回肠推向左侧，从胰下缘开始，只切开并剥除小肠系膜右层腹膜，剔除过多的脂肪，寻认肠系膜上动脉的主干；向上追踪，证实它在胰颈后方，恰在腹腔干起点下方，起自腹主动脉。

沿肠系膜血管剥离腹膜直达回盲部及升结肠；解剖暴露从肠系膜上动脉向左侧发出的10余支空肠、回肠动脉。在空肠上段和回肠下段各选一掌宽的一段，解剖动脉再分支，观察吻合弓及分级的情况。观察最后一级发出的直行动脉及直行动脉的长短、粗细。观察、保留沿血管排列的淋巴结，检查肠系膜上动脉向右侧发出的分支，由下而上依次剖露回结肠动脉、右结肠动脉和中结肠动脉。查清诸结肠动脉在到达结肠途中的分支、吻合情况。注意：右结肠动脉是否与回结肠动脉或中结肠动脉共干发起。在阑尾系膜游离缘内寻认阑尾动脉，向上追踪，证实它发自回结肠动脉。

在中结肠动脉起点上方，在十二指肠水平部和胰头之间找出胰十二指肠下动脉，追踪至胰头和十二指肠之间的沟内，查看它至胰头和十二指肠的分支，查看它与胰十二指肠上动脉之间有无吻合。

把肠管完全推向一侧，打开腹膜后隙，观察腹后壁的血管。切开腹后壁的壁腹膜，剔除脂肪。操作时必须注意不可损伤肾上端的肾上腺及其3个细小的动脉，证实它们分别发自膈下动脉、腹主动脉和肾动脉。在肾内侧缘中份处解剖进出肾的动脉、静脉、输尿管；查清它们的来源与去处；确认它们在肾门的排列关系；查清有无血管出入于肾的其他部位；查清肾动脉是否有分支分布于其他器官。

在两肾之间，复查腹腔干和肠系膜上动脉是否发自腹动脉前壁处。在腹腔干上外侧寻认发自主动脉的一对膈下动脉，追踪、修洁其分支。在肠系膜上动脉根的下外方寻认发自腹主动脉的一对细长的睾丸动脉（或卵巢动脉），解剖其伴行结构，向下追溯至其离开腹部处。修洁与腹主动脉和下腔静脉相连的肾血管，理清它们在肾窦内分支情况。

向下修洁腹主动脉至其分为髂总动脉处，再修洁后者至其分为髂内、外血管处，查清它们的行程、毗邻、分支。

腹主动脉位于腹腔内，在腹膜外面，沿脊柱左前下降，至第4腰椎体下缘处分为左、右髂总动脉。腹主动脉右侧有下腔静脉伴行，前方有肝左叶、胰、十二指肠水平部和小肠系膜根横过。

腹主动脉的分支，按其分布区域，亦可分为壁支和脏支，但不同于胸主动脉的分支，即脏支远较壁支粗大。

(1) 壁支：膈下动脉，左右各一，分布于膈和肾上腺。

腰动脉：有4对，自主动脉的后壁发出，分支营养脊髓及其被膜、腰部和腹前外侧部的肌肉及皮肤。

骶正中动脉：1支，自主动脉腹部分为左、右髂总动脉处的后壁发出，沿骶骨前面下降入盆，营养附近组织。

(2) 脏支：腹主动脉的脏支分为成对和不成对的两种。成对的脏支包括肾上腺中动脉、肾动脉和睾丸动脉（或卵巢动脉）；不成对的脏支有腹腔干、肠系膜上动脉和肠系膜下动脉。

肾上腺中动脉：平第1腰椎，发自腹主动脉，分布于肾上腺，在腺内与肾上腺上动脉（来自膈下动脉）、肾上腺下动脉（始于肾动脉）吻合。

肾动脉：平对第2腰椎高度，起于腹主动脉，横行向外，分为4～5支，经肾门入肾。肾动脉在入肾门之前各发出一小支至肾上腺，称为肾上腺下动脉。

睾丸动脉：在肾动脉起始处稍下方，细而长，沿腰大肌的前面斜向外下方行走，参与精索的组成，分布于睾丸实质和附睾，故亦称为精索内动脉。在女性则为卵巢动脉，经卵巢悬韧带，分布于卵巢和输卵管壶腹部，并有分支与子宫动脉的卵巢支吻合。

腹腔干（图11-8、图11-9）：为一短干，在主动脉裂孔稍下方，约平第12胸椎高度，自主动脉腹部前壁发出，立即分为胃左动脉、肝总动脉和脾动脉。

胃左动脉：较细，行向左上方，至胃的贲门急转向右，沿胃小弯行走，与胃右动脉吻合，沿途发出分支分布于食管的腹段、贲门和胃小弯附近胃体的前后壁。

肝总动脉：本干较短，自腹腔干发出后，越过胰头的上缘行向右前方，至十二指肠上部上方，分为胃十二指肠动脉和肝固有动脉。

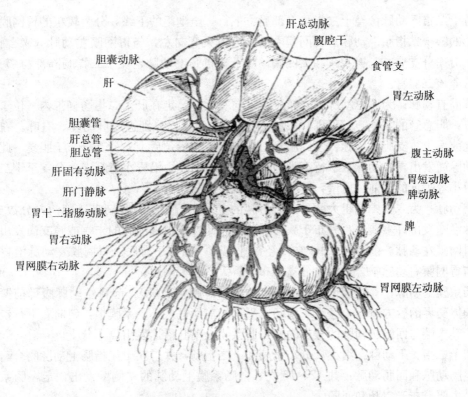

胆囊动脉
肝
胆囊管
肝总管
胆总管
肝固有动脉
肝门静脉
胃十二指肠动脉
胃右动脉
胃网膜右动脉

肝总动脉
腹腔干
食管支
胃左动脉
腹主动脉
胃短动脉
脾动脉
脾
胃网膜左动脉

图 11-8　腹腔干及其分支（前面）

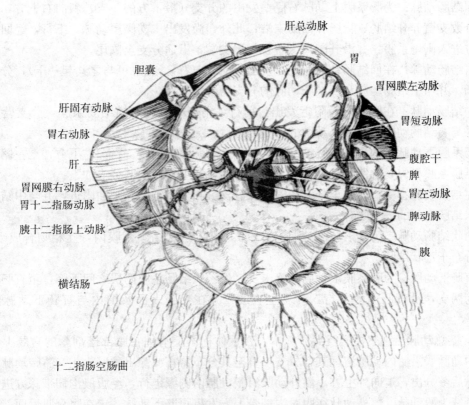

胆囊
肝固有动脉
胃右动脉
肝
胃网膜右动脉
胃十二指肠动脉
胰十二指肠上动脉
横结肠
十二指肠空肠曲

肝总动脉
胃
胃网膜左动脉
胃短动脉
腹腔干
脾
胃左动脉
脾动脉
胰

图 11-9　腹腔干及其分支（后面）

胃十二指肠动脉：经十二指肠上部后方下行，至幽门的下缘，分为较粗的胃网膜右动脉和细小的胰十二指肠上动脉。胃网膜右动脉沿胃大弯向左，与胃网膜左动脉（来自脾动脉）吻合，沿途分支分布于胃大弯和大网膜。胰十二指肠上动脉走在十二指肠降部与胰头之间，分支营养该二器官。

肝固有动脉：为肝总动脉的直接延续，向右上方，走在肝十二指肠韧带内（位于门静脉的前方，胆总管的左侧），至肝门附近分为左、右两支，分别进入肝的左、右叶。右支在入肝门之前发出1支胆囊动脉，多经胆囊三角上行至胆囊颈后上方分支分布于胆囊。此外，肝固有动脉尚发出胃右动脉，下行至幽门部的上缘转向左，沿胃小弯行走，分支至十二指肠上部和胃小弯附近的胃前、后壁，其终末支与胃左动脉吻合。

脾动脉：为3支中最粗大的一条，沿胰的上缘左行，经脾肾韧带达脾门，分数支入脾。脾动脉沿途发出许多胰支，分布于胰体和胰尾。此外，由脾动脉的末端或脾支尚发出胃短动脉和胃网膜左动脉。前者有3～4支，经胃脾韧带，分布于胃底。胃网膜左动脉沿胃大弯右行，与胃网膜右动脉吻合，沿途分支分布于胃大弯和大网膜。

肠系膜上动脉：在腹腔干的稍下方（约平第1腰椎高度），起自主动脉腹部前壁，沿胰头和胰体交界的后方下行，经十二指肠水平部的前面进入小肠系膜根，斜向右下行走，至右髂窝，其末端与回结肠动脉的分支吻合。肠系膜上动脉沿途发出以下分支。

胰十二指肠下动脉：细小，分布于胰和十二指肠，并与胰十二指肠上动脉吻合。

空肠动脉和回肠动脉：共12～16支，自肠系膜上动脉的左侧壁发出，走在肠系膜两层之间，主要分布于空肠和回肠。

回结肠动脉：为肠系膜上动脉右侧壁发出的分支（最下方的一支）斜向右下方，至盲肠附近分数支营养升结肠、盲肠和回肠末端，此外，尚发出1支阑尾动脉，下行，经回肠末端的后方进入阑尾系膜，并沿其游离缘直至阑尾尖端，沿途分支至阑尾。

右结肠动脉：在回结肠动脉的上方发出，横行向右，（有时可与之共起一干），分支营养升结肠，并与中结肠动脉和回结肠动脉的分支吻合。

中结肠动脉：在胰的下缘附近发出，前行，稍偏右侧进入横结肠系膜，分支营养横结肠，并与右结肠动脉和左结肠动脉的分支吻合。

肠系膜下动脉：约平第3腰椎高度，起于主动脉腹部前壁，行向左下方，至左髂窝进入乙状结肠系膜根内，继续下降入小骨盆，移行为直肠上动脉。其分支如下：

左结肠动脉：横行向左至降结肠附近，分支分布于降结肠和脾曲附近，并与中结肠动脉和乙状结肠动脉的分支吻合。

乙状结肠动脉：为2～3支，斜向左下方，进入乙状结膜系膜内，互相吻合成动脉弓，分支分布于乙状结肠。

直肠上动脉：为肠系膜下动脉的终末支，经乙状结肠系膜两层之间下降，至直肠上端后面分为两支，沿直肠两侧下行，分支至直肠，并在直肠表面及壁内与直肠下动脉的分支吻合。

5. 髂总动脉 观察模型及大体标本。在大体标本上清理在腹部已剖露的直肠上动脉和骶正中动脉。沿髂内动脉清理其各分支，直至其分布器官或穿出盆壁为止。髂腰动脉系由髂内动脉后壁分出，走向外上方。髂外动脉沿腰大肌内侧缘走行，经腹股沟韧带深方进入股三角，延续为股动脉。髂外动脉在腹股沟韧带上方发出腹壁下动脉，走在腹直肌后面，在腹直肌鞘内与腹壁上动脉吻合。在股前区，清除股血管附近的脂肪组织，追踪股血管的走行及其分支，在股动脉上部发出 3 支浅动脉，在腹股沟韧带以下 3～4cm 处寻找发自股动脉后外侧的股深动脉，并追踪它到长收肌的外侧缘后方处，在此处可见股动脉在该肌前面下降。剖露发自股深动脉上段或股动脉本干的旋股内侧及旋股外侧动脉。

剖开收肌管的腱膜顶，明确管的上口及下口即收肌腱裂孔，检查股血管在管中的去向；即穿该孔入腘窝。

臀区与股后区的解剖：切开皮下浅筋膜、深筋膜；切断、翻开臀大肌和臀中肌，检查在其深面的臀小肌及介于臀中、小肌之间的臀上动脉的深支，追踪血管的发出位置至梨状肌的上、下缘处，理清臀上、下动脉。打开股后区，可看到走在肌肉间的股深动脉穿支。在腘窝处找到收肌腱裂孔和由此孔至腘窝的腘动脉。

在小腿，追踪腘动脉走行及分支，在腘肌下缘处分为两支：一支在小腿背侧小腿浅、深屈肌之间下降，经内踝至足底延续为足底内、外动脉；另一支穿小腿骨间膜上部至前方，经距小腿关节前方延续为足背动脉。

髂总动脉：左、右各一，平第 4 腰椎高度自腹主动脉分出，沿腰大肌的内侧向外下方斜行，到骶髂关节的前方附近分为髂内动脉和髂外动脉。

（1）髂内动脉（图 11 - 10、图 11 - 11）：为一短干，下行入盆腔，分为壁支和脏支。

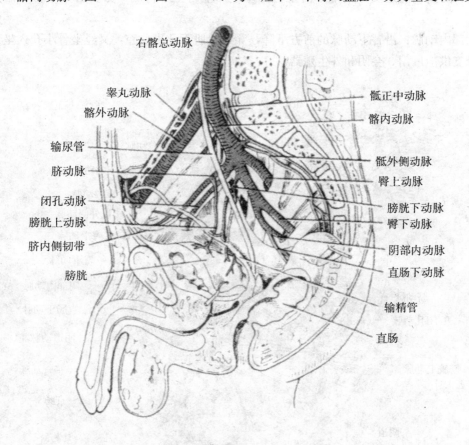

图 11 - 10　盆腔的动脉（右侧、男性）

壁支：包括闭孔动脉、臀上动脉、臀下动脉、髂腰动脉、骶外侧动脉。

闭孔动脉：穿闭膜管出盆腔，至股内侧部，分支营养附近诸肌和髋关节。闭孔动脉在穿闭膜管之前尚发出一耻骨支，在股环附近，可与腹壁下动脉的分支吻合，形成异常闭孔动脉，在疝手术时（股疝）应注意。

臀上动脉和臀下动脉：分别经梨状肌上、下方出坐骨大孔，至臀部，分支营养臀部诸结构。

髂腰动脉：向外上方斜行，至腰大肌深面分支，营养腰方肌、髂腰肌、髋骨和脊髓。骶外侧动脉：沿骶骨盆面经骶前孔的内侧下降，分布于邻近诸肌和脊髓。

脏支：包括脐动脉、膀胱下动脉、直肠下动脉、子宫动脉、阴部内动脉等。

脐动脉：由髂内动脉的起始部发出，走向下方，其远侧段已闭锁并延续为脐内侧韧带，由近段发出数条小支，称膀胱上动脉，分布于膀胱尖和膀胱体。

膀胱下动脉：分布于膀胱底、精囊腺、前列腺和输卵管下段，在女性则发出小支至阴道。

直肠下动脉：为一细小分支，分布于直肠下部；在男性有小细支至精囊腺和前列腺，在女性有小细支至阴道。

子宫动脉：沿盆侧壁向内下方行走，进入子宫阔韧带两层之间，跨输尿管的前上方，接近子宫颈处发出阴道支，其本干沿子宫侧缘迂曲上行至子宫底，分支营养子宫、输卵管和卵巢。

阴部内动脉：沿臀下动脉的前方下降，穿梨状肌下孔出盆腔，又经坐骨小孔入坐骨直肠窝，分支供应肛门、会阴和外生殖器。

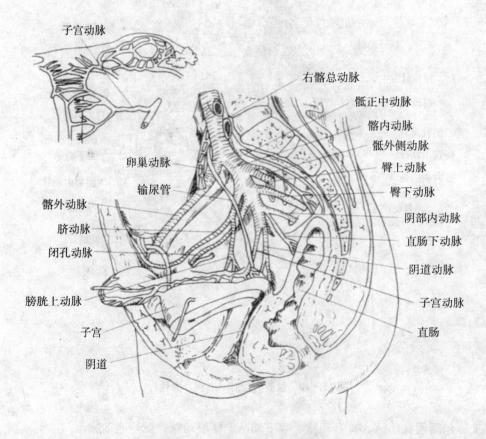

图 11-11　盆腔的动脉（右侧、女性）

（2）髂外动脉：沿腰大肌内侧缘下降，经腹股沟韧带的深面至股前部，移行为股动脉。髂外动脉在腹股沟韧带上方发出腹壁下动脉。

（3）下肢动脉：包括股动脉、腘动脉。

①股动脉：在腹股沟中点、腹股沟韧带深面接续髂外动脉，通过股三角，进入收肌管，并由股前部转至股内侧，出收肌腱裂孔到腘窝，移行为腘动脉。股动脉的主要分支如下：

腹壁浅动脉：在腹股沟韧带的稍下方自股动脉发出，穿至皮下，上行达腹前壁，分布于浅筋膜和皮肤。

旋髂浅动脉：较细小，穿出阔筋膜，沿腹股沟韧带下方向外上方斜行至髂前上棘附近，分布于皮肤、浅筋膜和淋巴结。

股深动脉：在腹股沟韧带下方2～5cm处发出，行向后内下方，分为旋股内侧动脉、旋股外侧动脉和3条穿动脉。旋股内侧动脉穿经耻骨肌和髂腰肌之间进入深层，分支营养附近肌肉和髋关节。旋股外侧动脉外行，分数支分布于大腿肌前群和髋关节。穿动脉有3条，分别在不同高度穿过大收肌止点至股后部，分支营养大腿肌内侧群、后群和股骨。

②腘动脉：接续股动脉，在腘窝深部中线附近下降，至腘肌下缘，分为胫前动脉和胫后动脉。

③胫后动脉：为腘动脉的两终支之一，沿小腿后面浅、深层肌之间下降，经内踝的后方转入足底，分为足底内侧动脉和足底外侧动脉两终支。胫后动脉的分支有腓动脉，起于胫后动脉上部，沿腓骨的内侧下降，分支营养邻近诸肌和胫、腓骨。

足底内侧动脉：为胫后动脉较小的一终支，经踇展肌和趾短屈肌之间前行，沿途分支至踇侧诸肌和足底内侧皮肤。

足底外侧动脉：较前一支稍大，沿趾短屈肌和足底方肌之间，伴随同名神经前行，至第5跖骨底附近弯向内侧至第1跖骨间隙附近与足背动脉的足底深支吻合，形成足底弓，由足底弓发出数支跖足底动脉，再分支分布足趾。

④胫前动脉：为腘动脉另一终支，向前穿过小腿骨间膜上端，行于小腿前群肌之间，下降至足背移行为足背动脉。它沿途营养小腿诸伸肌，并自其上端尚发出许多小支，参与膝关节网。

足背动脉：在距小腿关节的前方接续胫前动脉，经踇长伸肌腱和趾长伸肌腱之间前行，至第1跖骨间隙近侧端分为跖背动脉和足底深支；足背动脉的位置表浅，于踇长伸肌腱的外侧可触知其搏动。

在应用带蒂第2趾移植再造指手术中，足背动脉的行程及其分支具有重要的临床意义。

足背动脉沿途分数条跗内、外侧动脉，除营养跗骨及跗骨间关节外，还有以下分支：

弓状动脉：在第1、2跗跖关节附近自足背动脉发出，呈弓形弯曲，通过趾长、短伸肌腱的深面外行，其末端与跗外侧动脉的分支吻合。由弓的凸侧缘发出3条跖背动脉，前行至趾的基底部各分为2支细小的趾背动脉，分布于第2～5趾的相对缘（趾的血液供应主要来自跖足底动脉及其分支）。

第1跖背动脉：为足背动脉较小的分支，沿第1骨间背侧肌的表面（或穿肌）前行，分支分布于踇趾背面两侧缘和第2趾背面内侧缘。

足底深支：为足背动脉较大的终支，穿第1骨间肌两头之间。至足底与足底外侧动脉吻合，形成足底弓。

七、思考题

1. 回答左、右冠状动脉在心壁内吻合比较丰富的部位。
2. 营养胃的动脉各直接发自哪些动脉？
3. 哪些结构是由胎儿时期的血管在出生后闭锁形成的？
4. 试述与呼吸有关的肌肉的动脉来源。
5. 直肠的动脉来源有哪些？
6. 十二指肠的动脉来源有哪些？各发自哪条动脉？
7. 试述腭扁桃体的动脉来源。

（沈　雷）

第三节　静脉

一、预习要求

预习静脉系的组成和静脉的结构特点。左、右肺静脉的行径。上腔静脉的组成、起止、行径。头臂静脉的组成、起止、行径。颈内静脉的起止、行径和主要属支。颅内、外静脉的交通。锁骨下静脉和腋静脉的起止和行径及颈外浅静脉的行径。头静脉、贵要静脉、肘正中静脉的行径及注入部位。奇静脉的起止和行径。下腔静脉、髂总静脉、髂内静脉、髂外静脉、股静脉的起止和行径。肾静脉、睾丸静脉或卵巢静脉的行径。大隐静脉、小隐静脉的起始、行径和注入部位。门静脉的组成、行径、分布及属支。门静脉系的结构特点与上下腔静脉系之间的交通部位、交通途径。半奇静脉和副半奇静脉的起止和行径。椎静脉丛的位置、交通、结构特点。下腔静脉和髂外静脉的其它属支及盆腔各静脉丛的位置。

二、重点

（一）上、下肢浅静脉的行径及属支。
（二）门静脉的组成、属支及收集范围。
（三）门静脉系的结构特点与上下腔静脉系之间的交通部位、交通途径。

三、难点

门静脉系的结构特点与上下腔静脉系之间的交通部位、交通途径。

四、标本教具

（一）标本
1. 打开胸前壁的完整尸体。
2. 完整尸体示全身静脉。
3. 上、下肢浅静脉标本。
（二）模型、挂图
1. 门静脉系统挂图。
2. 全身静脉模式图。

3. 头面部静脉模式图。

4. 头面部深层结构模型。

五、注意事项

（一）与动脉伴行同名的静脉可能已清除，可观察同名动脉体会之。

（二）静脉的变异较多．尤以浅静脉变异更多。

（三）静脉在向心汇集过程中不断接受属支，其特点如下：

1. 腔大、壁薄、数量多、变异多。

2. 有静脉瓣，防止血液逆流。

3. 有深、浅静脉之分，彼此互相交通。浅静脉位于皮下，不与动脉伴行，深静脉多与动脉伴行。

4. 吻合丰富，浅静脉互相吻合成网；深静脉互相吻合成丛，以保证血液回流通畅。

保证静脉回流的因素：除上述有关特点外，尚有心舒张时的吸引、胸腔负压、肌肉收缩、伴行动脉的搏动等。

六、教学内容

（一）肺循环的静脉观察

在心底观察与左心房相连的肺静脉，左、右肺静脉各2条。追踪肺静脉至肺门，可看到左上、下肺静脉和右上、下肺静脉。

（二）体循环的静脉观察

体循环静脉包括上腔静脉系、下腔静脉系（含门静脉系）和心静脉系（已述于心脏一节）。

在已打开的上纵隔内确认与右心房相连的上腔静脉，寻上腔静脉至心房后壁的奇静脉，剔除周围的脂肪组织，暴露奇静脉的各级属支，确定其收集静脉血的范围。向下，沿奇静脉及其属支半奇静脉至左右腰升静脉，寻找左、右腰升静脉的属支及其收纳范围。

向上，沿上腔静脉至第1胸肋结合处（右侧）。左、右头臂静脉汇入上腔静脉，在胸锁关节后方。左、右颈内静脉与左、右锁骨下静脉汇合成左、右头臂干，汇合处为静脉角，颈内静脉的属支与颈外动脉的分支同名且伴行。

上、下肢的浅静脉都位于浅筋膜内，最后汇入深静脉。腹腔脏器的静脉与同名动脉伴行最后汇入肝门静脉入肝（不成对脏器）。成对脏器的静脉与同名动脉伴行多数注入下腔静脉。

1. 上腔静脉系

（1）上腔静脉（图11-12）：它是一条粗短的静脉干，由左、右头臂静脉在右侧第1胸肋软骨结合处的后方汇合而成，垂直下降，至右侧第3胸肋关节的下缘注入右心房。在其入心前接纳奇静脉。

①奇静脉：起自右腰升静脉，位于右膈脚外侧，椎体侧方，沿胸椎体的右侧上升至第4胸椎体高度。向前绕右肺根上方，注入即将注入心包腔的上腔静脉。奇静脉沿途主要收集右侧肋间后静脉、食管静脉、支气管静脉及半奇静脉的血液，因此，奇静脉是沟通上、下腔静脉的重要通道之一。

半奇静脉：起自左腰升静脉，沿胸椎体左侧上升，达第9或第10胸椎高度，向右横过脊柱前面，注入奇静脉。半奇静脉收集左侧下部肋间后静脉、副半奇静脉和食管静脉的血液。

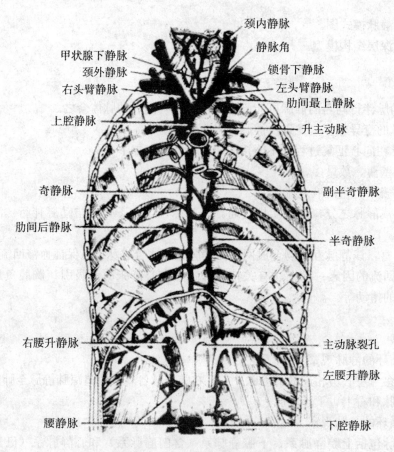

図は以下のラベルを含む：

颈内静脉
静脉角
甲状腺下静脉
颈外静脉
锁骨下静脉
右头臂静脉
左头臂静脉
肋间最上静脉
上腔静脉
升主动脉
奇静脉
副半奇静脉
肋间后静脉
半奇静脉
右腰升静脉
主动脉裂孔
左腰升静脉
腰静脉
下腔静脉

图 11 - 12　上腔静脉及其属支

②副半奇静脉：收集左侧中上部肋间后静脉的血液，沿胸椎体左侧下行注入半奇静脉，或向右横过脊柱前方直接注入奇静脉。

③椎静脉丛：依其所在部位，可分为椎外静脉丛和椎内静脉丛。椎外静脉丛收集椎体及脊柱附近诸肌的静脉血。椎内静脉丛位于椎管内骨膜和硬脊膜之间，收纳椎骨和脊髓的静脉血液，内、外两丛彼此相通。椎静脉丛除注入椎静脉、肋间后静脉和腰静脉外，其下部与盆部静脉广泛交通，上端穿硬脊膜经枕骨大孔与硬脑膜窦相沟通，因此，椎静脉丛亦是沟通上、下腔静脉的重要途径之一，在静脉血回流中起调节作用。此外，来自盆部或腹部的感染、肿瘤或寄生虫，偶可不经肺循环而直接经椎静脉丛侵入颅内或其他远隔器官。

（2）头臂静脉：又称无名静脉，左右各一，分别由同侧的颈内静脉和锁骨下静脉在胸锁关节后方汇合而成，汇合处所成的夹角称静脉角。

头臂静脉除收集颈内静脉和锁骨下静脉的血液外，还受纳椎静脉、胸廓内静脉、甲状腺下静脉等。

①颈内静脉：在颈静脉孔处续于乙状窦，先在颈内动脉，继沿颈总动脉外侧下行，至胸锁关节后方与锁骨下静脉汇合成头臂静脉。由于颈内静脉壁附于颈动脉鞘，并通过此鞘与颈部深筋膜和肩胛舌骨肌中间腱相连，故其管腔经常处于开放状态，有利于头颈部静脉血的回流，但是，当颈内静脉损伤时，由于管腔不能闭锁，加之胸腔负压对静脉的吸引，就有导致空气栓塞的可能。颈内静脉的属支较多，按它们所在的部位可分颅内支和颅外支。

颅内支：包括来自脑膜、脑、颅骨、视器和位听器等处的静脉，最终经乙状窦注入颈内静脉。

颅外支：包括面静脉和锁骨下静脉。此外，颈内静脉尚收纳咽静脉、舌静脉和甲状腺上、中静脉等。

面静脉：在眼内眦处起自内眦静脉，与面动脉伴行至下颌角下方与下颌后静脉的前支汇合，下行至舌骨大角处注入颈内静脉。面静脉通过内眦静脉经眼上静脉与颅内海绵窦相交通。面静脉在口角平面以上部分一般无静脉瓣，因此，面部尤其以鼻根至两侧口角的三角区内，发生化脓性感染时，若处理不当（如挤压），血液可逆流入海绵窦，则可能导致颅内感染。面静脉收集面前部软组织的静脉血。

下颌后静脉：由颞浅静脉与上颌静脉在腮腺内汇合而成，下行达腮腺下端，分为前、后两支。前支向前下方汇合面静脉；后支与耳后静脉及枕静脉合成颈外静脉。颞浅静脉和上颌静脉均收纳同名动脉分布区的静脉血。上颌静脉起于翼丛。翼丛位于颞下窝内，居颞肌、翼内肌和翼外肌之间，其主要输出静脉为上颌静脉。另外，此丛尚通过卵圆孔及破裂孔导血管与海绵窦相连，并借面深静脉与面静脉交通。

②锁骨下静脉：与锁骨下动脉伴行，自第1肋外缘处续腋静脉，向内至胸锁关节后方，与颈内静脉合成头臂静脉。锁骨下静脉壁与第1肋骨膜和附近肌肉表面的筋膜结合紧密，位置固定，管腔较大，利于静脉穿刺，可长期放置导管进行输液。

锁骨下静脉的属支除腋静脉外，尚有颈外静脉，而与锁骨下动脉分支伴行的静脉则多注入颈外静脉和头臂静脉。颈外静脉属浅静脉，由下颌后静脉的后支和耳后静脉等合成，沿胸锁乳突肌表面斜行向下，至该肌后缘处注入锁骨下静脉或静脉角。颈外静脉位置表浅，在活体上隔着皮肤可看到，临床上儿科常在此作静脉穿刺。

③上肢静脉：上肢的静脉富有瓣膜，分浅、深两类，最终均汇入腋静脉。

上肢浅静脉：手指的静脉较丰富，在各指背中部形成不恒定的手背静脉网。

头静脉：起于手背静脉网的桡侧，逐渐转至前臂屈侧，初沿前臂桡侧皮下，经肘部，继沿肱二头肌外侧上行，过三角肌、胸大肌间沟，穿深筋膜，注入腋静脉。收纳手和前臂桡侧掌面和背面的浅静脉的血液。

贵要静脉：起于手背静脉网的尺侧，逐渐转至前臂的屈侧，沿着前臂尺侧皮下，经肘窝继沿肱二头肌内侧上行，至臂中点稍下方，穿深筋膜汇入肱静脉，或伴随肱静脉向上注入腋静脉。收集手和前臂尺侧的浅静脉的血液。

肘正中静脉：粗而短，变异甚多，斜位于肘窝皮下，常连接贵要静脉和头静脉。临床上常通过肘部浅静脉进行药物注射、输血或采血。

上肢的深静脉：从手掌至臂部都与同名动脉伴行，每条动脉均有2条伴行静脉（如掌浅弓、掌深弓、桡静脉、尺静脉、肱静脉均为2条）。2条伴行静脉之间借许多交通支连接。同时与浅静脉亦有吻合，上臂2条肱静脉通过在胸大肌下缘处合成一条腋静脉。

腋静脉：位于腋动脉的前内侧，收集上肢浅深静脉的血液。腋静脉在第1肋的外缘处，续于锁骨下静脉。

胸腹壁静脉：起于腹前壁，沿躯干侧壁上行，走在浅筋膜内，到腋窝汇入胸外侧静脉。胸腹壁静脉向下与腹壁浅静脉吻合，构成上、下腔静脉之间交通径路之一。

2.下腔静脉系 下腔静脉系由收集腹、盆部及下肢的回流血液的静脉组成。

（1）下腔静脉：它是人体最大的静脉，在第5腰椎体的右前方由左、右髂总静脉汇合而成，沿主动脉腹部的右侧上行，经肝的腔静脉沟，穿膈的腔静脉孔到达胸腔，注入右心房。

（2）髂总静脉：在骶髂关节前方由髂内静脉和髂外静脉合成，各向内上方斜行，至第5腰椎处汇合成下腔静脉。髂总静脉收纳同名动脉分布区域的血液。

①髂内静脉：在坐骨大孔的稍上方由盆部静脉合成，在同名动脉的后内侧上行，至骶髂关节前方与髂外静脉汇合成髂总静脉。髂内静脉的壁支和脏支与髂内动脉的分支同名、伴行。

壁支：收集同名动脉分布区的静脉血。

脏支：包括直肠下静脉、阴部内静脉和子宫静脉等。它们分别起自直肠丛、阴部丛、膀胱丛和子宫阴道丛等，汇入髂内静脉。各静脉丛均位于相应脏器的周围互相联络，其中血流缓慢。

静脉丛内无瓣膜，各丛可自由交通，有利于血液回流，因此，某些疾病也易经血液扩散。直肠丛的血液经以下途径回流：直肠上部经直肠上静脉注入肠系膜下静脉，回到门静脉；直肠中部经直肠下静脉汇入髂内静脉；直肠下部经肛静脉回流入阴部内静脉。

②髂外静脉：是股静脉的直接延续，收集下肢所有浅、深静脉的血流，其本干和属支均与同名动脉伴行。

③下肢静脉：下肢静脉有浅、深两种，均有丰富的静脉瓣，浅、深静脉间借许多交通支相连。

下肢浅静脉：包括足背静脉弓、小隐静脉、大隐静脉。

足背静脉弓：由趾背静脉合成，横位于跖骨远侧端皮下。弓的两端沿足的两侧缘上行，外侧续小隐静脉。内侧续大隐静脉。

小隐静脉：在足的外侧起自足背静脉弓，经外踝后方，沿小腿后面上行，过腓肠肌两头之间至腘窝，穿深筋膜注入腘静脉，沿途收集小腿的浅静脉。

大隐静脉（图11-13）：在足的内侧缘起自足背静脉弓，经内踝前面沿小腿内侧伴随隐神经上行，过膝关节内侧，绕股骨内侧髁后方，再沿大腿内侧上行，并逐渐转至前面，于耻骨结节下外方3～4cm处穿隐静脉裂孔表面的筛筋膜注入股静脉。大隐静脉除沿途收集小腿和大腿内侧浅静脉外，在穿筛筋膜前还接纳以下5条浅静脉，即股内侧浅静脉、股外侧浅静脉、阴部外静脉、腹壁浅静脉和旋髂浅静脉。大隐静脉在内踝前上方处，位置表浅，临床常在此作静脉穿刺或切开。下肢深静脉：从足到小腿的深静脉都与同名动脉伴行，每条动脉有2条伴行静脉，胫前、后静脉在腘肌下缘合成一条腘静脉与腘动脉伴行，穿收肌腱裂孔移行为股静脉。

股静脉：伴随股动脉上行，初在其外侧，后转至内侧，达腹股沟韧带深面移行为髂外静脉。股静脉接受与股动脉分支伴行的静脉和大隐静脉，借此收集下肢所有浅、深部的静脉血。

（3）下腔静脉的属支：直接汇入下腔静脉的属支分脏支和壁支。壁支：有膈下静脉和腰静脉，皆与同名动脉伴行。腰静脉有4对，直接注入下腔静脉。各腰静脉之间有纵支相连，称腰升静脉。左、右腰升静脉向上分别注入半奇静脉和奇静脉，向下分别注入左、右髂总静脉。

脏支：包括睾丸（卵巢）静脉、肾静脉、肾上腺静脉和肝静脉。睾丸静脉：每侧数条，起自睾丸和附睾，呈蔓状缠绕睾丸动脉，组成蔓状静脉丛。此丛的静脉向上逐渐合并，最后合并成一干，右侧的以锐角注入下腔静脉，左侧的以直角注入左肾静脉。在女性称卵巢静脉起自卵巢，其回流与男性相同。

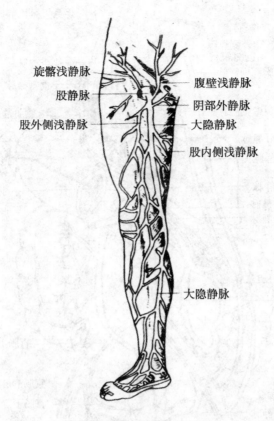

旋髂浅静脉
股静脉
股外侧浅静脉

腹壁浅静脉
阴部外静脉
大隐静脉
股内侧浅静脉

大隐静脉

图 11-13　大隐静脉及其属支

　　肾静脉：左、右各一，经肾动脉前方横行向内，注入下腔静脉。左肾静脉较长，还接受左睾丸静脉和左肾上腺静脉。

　　肾上腺静脉：左、右各一，左侧的注入左肾静脉，右侧的注入下腔静脉。

　　肝静脉：有左、中、右3条大干，均包埋于肝实质内，在腔静脉沟处分别注入下腔静脉。肝静脉收集门静脉及肝固有动脉左、右支运到肝内的血液。

　　(4) 门静脉（图11-14）：为一短而粗的静脉干，长6～8cm，由肠系膜上静脉和脾静脉在胰头与胰体交界处的后方汇合而成，斜向右上方行走，进入肝十二指肠韧带，经肝固有动脉和胆总管之间的后方，至肝门，分左、右支入肝，在肝内反复分支最后汇入肝血窦（肝内毛细血管）。

　　门静脉收集食管腹段、胃、小肠、大肠（到直肠上部）、胰、胆囊和脾的静脉血。肝血窦同时接受门静脉分支和肝固有动脉分支导入的血液，后又汇合成小静脉，注入肝静脉。由此可见，门静脉不同于一般静脉。一般静脉由许多小静脉合成主干后，不再分支，门静脉则是介于两种毛细血管之间的静脉干，门静脉及其属支的另一特点是无功能性静脉瓣，故当门静脉内压力升高时血液易发生逆流。

　　门静脉作为肝的功能性血管，其合成形式可有3种类型。Ⅰ型：由肠系膜上静脉和脾静脉合成，而肠系膜下静脉注入脾静脉，占52％；Ⅱ型：由脾静脉、肠系膜上静脉和肠系膜下静脉共同合成。占13％；Ⅲ型：由脾静脉和肠系膜上静脉合成，肠系膜下静脉注入肠系膜上静脉，占34％。

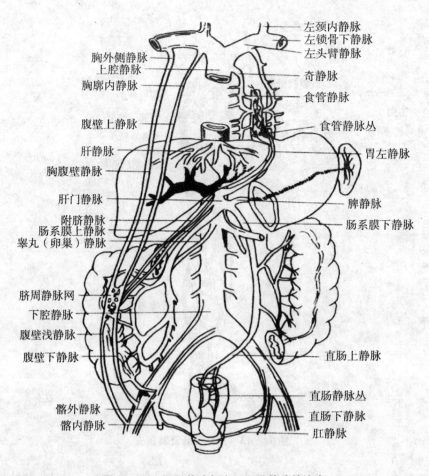

左颈内静脉
左锁骨下静脉
左头臂静脉
奇静脉
食管静脉
食管静脉丛
胃左静脉
脾静脉
肠系膜下静脉

胸外侧静脉
上腔静脉
胸廓内静脉
腹壁上静脉
肝静脉
胸腹壁静脉
肝门静脉
附脐静脉
肠系膜上静脉
睾丸（卵巢）静脉

脐周静脉网
下腔静脉
腹壁浅静脉
腹壁下静脉
直肠上静脉
直肠静脉丛
直肠下静脉
肛静脉
髂外静脉
髂内静脉

图 11 - 14 肝门静脉与上、下腔静脉的吻合

①门静脉的主要属支有：

肠系膜上静脉：伴同名动脉的右侧上行，除收集同名动脉分支分布区域的血液外，还收纳胃十二指肠动脉供应范围的静脉血液。

脾静脉：于脾门处由数支静脉集合而成，经胰的后方，脾动脉的下方横行向右，除收集同名动脉分支分布区域的静脉血外，还接受肠系膜下静脉和胃后静脉的血液。

肠系膜下静脉：与同名动脉伴行，继而向上行，至胰体后方注入脾静脉或肠系膜上静脉，或注入此两静脉的汇合处。

胃左静脉：与胃左动脉伴行，注入门静脉。胃左静脉在贲门处与食管静脉吻合，后者注入奇静脉和半奇静脉，借此，门静脉与上腔静脉系交通。

胃右静脉：与胃右动脉伴行，注入门静脉，并与胃左静脉吻合。胃右静脉在注入门静脉前常接受幽门前静脉，后者在胃十二指肠手术中可作为区别胃与十二指肠的分界标志。

胆囊静脉：收集胆囊壁的血液，注入门静脉或其右支。

附脐静脉：为数条细小静脉，起于脐周静脉丛，沿肝圆韧带行走，注入门静脉。

②门静脉与腔静脉间的吻合：通过食管静脉丛，在食管下端及胃的贲门附近形成门静脉与上腔静脉间的吻合，其具体交通途径为肝门静脉→胃左静脉→食管静脉丛→食管静脉→奇静脉→上腔静脉。

通过直肠静脉丛，肝门静脉系统与下腔静脉系统的吻合，其途径为肝门静脉→脾静脉→肠系膜下静脉→直肠上静脉→直肠静脉丛→肛静脉→阴部内静脉→髂内静脉→髂总静脉→下腔静脉。或者通过肝门静脉→脾静脉→肠系膜下静脉→直肠上静脉→直肠静脉丛→直肠下静脉→髂内静脉→髂总静脉→下腔静脉。

通过脐周静脉网，形成肝门静脉系统与上、下腔静脉系统间的吻合，即由肝门静脉→附脐静脉→脐周静脉网，再由此通过下列各途径与上、下腔静脉相吻合。

腹壁浅静脉→大隐静脉→股静脉→髂外静脉→髂总静脉→下腔静脉；

胸腹壁静脉→胸外侧静脉→腋静脉→锁骨下静脉→头臂静脉→上腔静脉；

腹壁上静脉→胸廓内静脉→头臂静脉→上腔静脉；

腹壁下静脉→髂外静脉→髂总静脉→下腔静脉。

通过腹后壁属于肝门静脉系统的肠系膜上、下静脉的小属支与属于腔静脉系统的下位肋间后静脉、膈下静脉、肾静脉和精索内精脉的小属支相吻合。

通过脊柱静脉丛使贴近腹后壁的肠系膜上、下静脉和脾静脉的小属支与上、下腔静脉系的肋间后静脉、椎静脉、腰静脉的小属支吻合。

以上几种吻合形式有的在大体标本位置和组成形式看不到，但可参照模型，一定要熟练掌握每一种吻合途径的组成，因其临床意义重大。

七、思考题

1. 经手背静脉网进行静脉点滴，试述药物到达肺部的循环途径。

2. 口服氟哌酸治疗膀胱炎时，药物自小肠吸收，经血液循环后，最后排出体外。请依次写出药物从入口至随尿液排出体外所经过的解剖路径。（可用箭头表示）

3. 某肝硬化患者，近两年来常便血，半月前突发大呕血，经体检发现有腹水，腹壁静脉曲张，肝未触及，脾肿大，据以学知识试分析：

（1）为何会呕血，血从何来？

（2）便血从何来，为什么？

（3）腹水的解剖学原因。

（4）腹壁静脉曲张的原因。

（5）为何脾会肿大？

4. 试述癌细胞沿血行从肺转移至肾的途径。

（沈　雷）

第十二章 淋巴系统

一、预习要求

预习淋巴系统的组成、功能。胸导管的起始、行径、注入部位及其收集范围，右淋巴导管的组成、注入部位及其收集范围。脾的形态及位置。乳房、子宫的淋巴回流。肺、食管、胃、肝、直肠的器官的淋巴回流。胸腺的形态和位置。

二、重点

胸导管的行程及收集范围。

三、难点

全身各部主要淋巴结群的位置。

四、标本教具

（一）标本
显示淋巴管、淋巴结及胸导管的瓶装标本。
（二）模型、挂图
1. 淋巴系模型。
2. 淋巴系挂图。

五、注意事项

淋巴导管、淋巴干、淋巴结等用绿色涂彩标记在瓶装标本和模型上。

六、教学内容

第一节 头颈部的淋巴管与淋巴结

利用全身淋巴管、淋巴结模型与大体标本来观察遍布全身的淋巴系统诸结构。

大体标本解剖：在耳的下方下颌后窝处有覆盖腮腺的致密结缔组织膜，即腮腺咬肌筋膜。仔细清除此筋膜，以暴露腮腺。在此过程中寻找腮腺表面的腮腺淋巴结。在枕部和乳突部清理血管过程时，确认枕淋巴结和乳突淋巴结的位置，注意与周围结构的关系。由下而上掀起颈阔肌至下颌骨下缘为止，清理由上而下越过胸锁乳突肌的颈外静脉，至深筋膜处为止，寻找确认此静脉附近的淋巴结。切断胸锁乳突肌的胸骨端，向上掀起，细心修洁在锁骨上方斜行的肩胛舌骨肌下腹，关注此处的淋巴结，向上至颅底，修洁此处的静脉及其周围的淋巴结，在舌骨上方至下颌骨之间，寻认位于颏下三角内的颏下淋巴结、下颌下三角内的下颌下淋巴结。

在颈根部，寻找胸导管、右淋巴导管，并修洁它们，查清它们与静脉角的关系。

一、头部的淋巴结

位于头颈交界处，收纳头面部浅层的淋巴，直接或间接汇入颈外侧深淋巴结。

1. 枕淋巴结　位于枕部皮下，斜方肌起点的表面，收纳枕部、顶部的淋巴管。

2. 乳突淋巴结　位于耳后，胸锁乳突肌上端表面，也称耳后淋巴结，收纳颅顶及耳廓后面的淋巴管。

3. 腮腺淋巴结　分浅、深两组，分别位于腮腺表面和腮腺实质内，收纳额区、颞区、耳廓和外耳道、颊部及腮腺等处的淋巴管。

4. 下颌下淋巴结　在下颌下腺附近，收纳颜面和口腔的淋巴管。

5. 颏下淋巴结　位于颏下部，收纳颏部、下唇内侧部和舌尖等处的淋巴管。

二、颈部的淋巴结

颈部的淋巴结分为颈前淋巴结和颈外侧淋巴结。

1. 颈前淋巴结　可有浅、深之分，位于舌骨下、喉、甲状腺和气管颈段的前方，收纳上述器官的淋巴管，其输出管注入颈外侧淋巴结。

2. 颈外侧淋巴结　沿颈内、外静脉呈链状排列，又可分为浅、深两群。

（1）颈外侧浅淋巴结：在胸锁乳突肌后缘和浅面，沿颈外静脉排列，收纳颈部淋巴管和乳突淋巴结的输出管，其输出管注入颈外侧深淋巴结。

（2）颈外侧深淋巴结：数目较多，为一条从颅底到颈根沿颈内静脉排列的纵行淋巴结链，其上端的部分淋巴结位于鼻咽部的后方，又称咽后淋巴结，中份有少数淋巴结可沿副神经分布，近颈根部的淋巴结除位于颈内静脉下段的周围外，还向外侧伸延，沿锁骨下动脉和臂丛排列，这一部分淋巴结又称为锁骨上淋巴结，其中位于前斜角肌前方的淋巴结称斜角肌淋巴结。在胃癌和食管癌患者有时癌细胞可经胸导管再由颈干逆流转移到左侧斜角肌淋巴结又称 Virchow 淋巴结。颈外侧深淋巴结直接或间接接纳头部诸淋巴结的输出管以及舌、喉、食管、气管颈段、甲状腺、胸壁上部和乳房上部的淋巴管。腋尖淋巴结的部分输出管也汇入颈外侧深淋巴结，其输出管合成颈干，左侧的注入胸导管，右侧的注入右淋巴导管。颈干注入淋巴导管处通常缺少瓣膜。

咽后淋巴结：在鼻咽部后方，收纳鼻腔、鼻旁窦、鼻咽部、咽鼓管等处的淋巴管。在鼻咽部发生癌肿时，首先转移到此群淋巴结。颈外侧深淋巴结中有两个较大的淋巴结：一个位于二腹肌后腹、面静脉和颈内静脉之间，称颈内静脉二腹肌淋巴结或角淋巴结，主要收纳舌后部和腭扁桃体的淋巴管。此淋巴结与下颌下淋巴结借吻合管相连，故腭扁桃体发炎时，常引起下颌下淋巴结肿大；另一个在肩胛舌骨肌中间腱与颈内静脉交叉处附近，称颈内静脉肩胛舌骨肌淋巴结，接受颏下淋巴结的输出管和舌尖的淋巴管，舌癌时常受侵及。

（沈　雷）

第二节　上肢的淋巴管与淋巴结

上肢的浅淋巴管较多，伴随浅静脉行于皮下；深淋巴管与上肢深血管伴行，两者都直接或间接地注入腋淋巴结。上肢的淋巴结有 2 群，即肘淋巴结和腋淋巴结。

一、肘淋巴结

肘淋巴结又名滑车上淋巴结，有1~2个，位于内上髁的上方，收纳随贵要静脉上行的手和前臂尺侧半的部分淋巴管。其输出管循肱血管上行，入腋淋巴结。

二、腋淋巴结

腋淋巴结数目较多，有15~20个，位于腋窝内，按其排列位置可分为外侧、胸肌、肩胛下、中央和腋尖5群淋巴结。外侧淋巴结位于腋动、静脉周围，收纳上肢所有浅、深淋巴管；胸肌淋巴结位于胸外侧动、静脉周围，收纳胸、腹前外侧壁和乳房外侧部和中央部的淋巴管；肩胛下淋巴结位于腋窝后壁沿肩胛下血管排列，接受项、背部的淋巴管；中央淋巴结位于腋窝中央脂肪组织内，接受以上3群淋巴结的输出管；腋尖淋巴结沿腋静脉近侧段排列，收纳中央淋巴结的输出管和乳房上部的淋巴管，其输出管大部分组成锁骨下干，少数注入颈外侧深淋巴结的下群（即锁骨上淋巴结）。锁骨下干由腋尖淋巴结的输出管合成，左侧的注入胸导管，右侧的注入右淋巴导管。

（沈　雷）

第三节　胸部的淋巴管与淋巴结

一、胸壁的淋巴结

1. 胸骨旁淋巴结　沿胸廓内血管排列，收纳腹前壁上部（脐平面以上）、部分膈和肝上面的淋巴管，以及乳房内侧部和胸前壁的浅、深淋巴管。

2. 肋间淋巴结　在肋小头附近沿肋间血管排列，收纳胸后壁深淋巴管。

3. 膈上淋巴结　位于膈的胸腔面，可分前、中、后3组，接受膈、心包前部和肝上面的淋巴管，其输出管汇入胸骨旁和纵隔后淋巴结。

二、胸腔脏器的淋巴结

1. 纵隔前淋巴结　位于胸腔大血管和心包的前方，收纳胸腺、部分心包、心、膈和肝上面的淋巴管，其输出管多注入支气管纵隔干。

2. 纵隔后淋巴结　在食管和主动脉胸部的前方，收集食管胸段和主动脉胸部的淋巴管，其输出管多直接注入胸导管。

3. 气管、支气管和肺的淋巴结　数目较多，按其淋巴引流顺序可分为以下诸群。肺内沿支气管和肺动脉分支排列的称肺淋巴结，接受肺的淋巴管，其输出管注入肺门处的支气管肺淋巴结（又称肺门淋巴结）。此群淋巴结的输出管注入气管杈周围的气管支气管上、下淋巴结。后者的输出管注入气管周围的气管旁淋巴结。左、右气管旁淋巴结和纵隔前淋巴结的输出管分别合成左、右支气管纵隔干，右侧的注入右淋巴导管，左侧的注入胸导管。

（沈　雷）

第四节 腹部的淋巴管与淋巴结

一、腹壁的淋巴管和淋巴结

腹前外侧壁的浅、深淋巴管在脐平面以上的分别注入腋淋巴结群和胸骨旁淋巴结，以下的浅淋巴管注入腹股沟浅淋巴结，深淋巴管注入腹股沟深淋巴结、髂外淋巴结和腰淋巴结。腹后壁的深淋巴管注入腰淋巴结。腰淋巴结数目多达 50 个左右，位于主动脉腹部和下腔静脉的周围，除收纳腹后壁的淋巴管外，还接受腹腔成对脏器的淋巴管，以及髂总淋巴结的输出管。其输出管形成左、右腰干，注入乳糜池。

二、腹腔不成对脏器的淋巴管和淋巴结

淋巴管分别注入沿腹腔干、肠系膜上动脉、脉系膜下动脉及其分支排列的淋巴结。

1. 沿腹腔干及其分支排列的淋巴管

（1）胃左、右淋巴结：位于胃左、右动脉的周围，收纳胃小弯附近胃前、后壁的淋巴管。

（2）胃网膜左、右淋巴结：沿胃网膜左、右动脉排列，收纳胃大弯附近胃前、后壁的淋巴管。

（3）幽门上、下淋巴结：位于幽门上、下方，收纳胃网膜右淋巴结的输出管以及胃小弯、胃幽门、十二指肠上部和胰头等处的淋巴管。

（4）肝淋巴结：沿肝动脉及胆总管排列，主要收纳肝和胆囊的淋巴管。

（5）胰淋巴结和脾淋巴结：沿脾动脉排列，收纳胰体和胰尾的淋巴管以及胃网膜左淋巴结的输出管和脾被膜的淋巴管。

上述淋巴结的输出管均注入腹腔淋巴结。腹腔淋巴结位于腹腔干起始部周围，其输出管参与组成肠干。

2. 沿肠系膜上动脉及其分支排列的淋巴结 包括肠系膜淋巴结、回结肠淋巴结、右结肠淋巴结和中结肠淋巴结。分别沿同名动脉排列，输出管注入位于肠系膜上动脉根周围的肠系膜上淋巴结，其输出管参与组成肠干。

3. 沿肠系膜下动脉及其分支排列的淋巴结 包括左结肠淋巴结、乙状结肠淋巴结和直肠上淋巴结，均位于同名动脉周围。输出管注入肠系膜下淋巴结，位于同名动脉根周围，并参与组成肠干。

肠干多为 1 条，由腹腔淋巴结输出管和肠系膜上、下淋巴结的输出管汇合而成，注入乳糜池。

（沈　雷）

第五节　盆部的淋巴管与淋巴结

盆壁和盆腔脏器的淋巴管分别注入下述 3 群淋巴结。

一、髂外淋巴结

沿髂外动脉排列主要收纳腹股沟浅淋巴结输出管、深淋巴结输出管、腹前壁下部的深淋

巴管以及膀胱、前列腺或子宫颈、阴道上段的部分淋巴管。

二、髂内淋巴结

沿髂内动脉及其分支分布，收纳大部分盆壁、盆腔脏器、会阴、大腿后面及臀部深淋巴管。

三、骶淋巴结

沿骶正中动脉排列，收纳骨盆后壁及直肠、前列腺等处的部分淋巴管。

以上 3 群淋巴结的输出管最后注入髂总淋巴结，此群淋巴结位于髂总动脉周围，通过接受上述 3 群淋巴结的输出管，收集下肢、盆壁和盆腔脏器的淋巴，其输出管注入左、右腰淋巴结。

（沈　雷）

第六节　下肢的淋巴管与淋巴结

下肢的浅淋巴管数目较多，行于皮下，而深淋巴管多与下肢深部血管伴行，最后都直接或间接注入腹股沟深淋巴结。

下肢淋巴结分两群，一群位于腘窝，另一群位于腹股沟区，分浅、深两组。

一、腘淋巴结

位于腘窝脂肪内，收纳足外侧缘及小腿后外侧部的浅淋巴管、足和小腿的深淋巴管，其输出管与股血管伴行，注入腹股沟深淋巴结。

二、腹股沟浅淋巴结

位于阔筋膜表面、腹股沟韧带下方和大隐静脉根部之间，接受腹前壁下部、臀部、会阴部和外生殖器以及除足外侧缘和小腿后外侧部以外的整个下肢的浅淋巴管，其输出管主要注入腹股沟深淋巴结。

三、腹股沟深淋巴结

位于股静脉根部周围，收纳腹股沟浅淋巴结的输出管及下肢深淋巴管，其输出管归入髂外淋巴结。

（沈　雷）

第七节　人体的淋巴导管

一、胸导管（图 12-1）

根据以上的解剖，确认乳糜池的位置，即胸导管起点，胸导管长 30～40cm，大约在第 1 腰椎前面由左、右腰干和肠干汇合而成，经主动脉裂孔入胸腔，走在食管后方，沿脊柱右前方上升，至第 5 胸椎附近转向左侧，出胸廓上口达颈根部，呈弓状弯曲，注入左静脉角。

在注入静脉之前接纳左支气管纵隔干、左锁骨下干和左颈干。

二、右淋巴导管

为一短干，长约 15cm，由右锁骨下干、右颈干及右支气管纵隔干汇合而成，注入右静脉角。

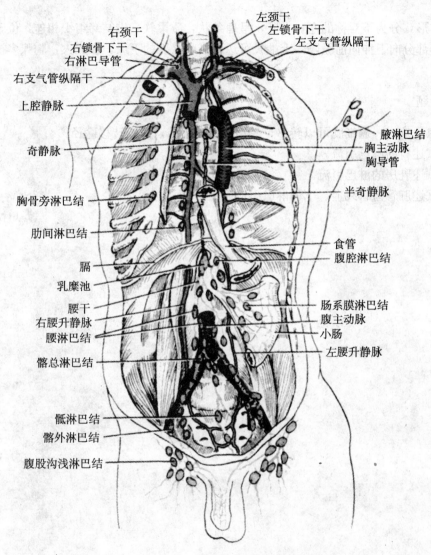

右颈干
右锁骨下干
右淋巴导管
右支气管纵隔干
上腔静脉
奇静脉
胸骨旁淋巴结
肋间淋巴结
膈
乳糜池
腰干
右腰升静脉
腰淋巴结
髂总淋巴结
骶淋巴结
髂外淋巴结
腹股沟浅淋巴结

左颈干
左锁骨下干
左支气管纵隔干

腋淋巴结
胸主动脉
胸导管
半奇静脉

食管
腹腔淋巴结

肠系膜淋巴结
腹主动脉
小肠
左腰升静脉

图 12-1 淋巴干、淋巴导管及腹、盆部的淋巴结

（沈 雷）

第八节 脾和胸腺

一、脾

位于左季肋部，恰与第 9～11 肋相对，其长轴与第 10 肋一致，在肋弓下不能触及，活

体为暗红色，呈椭圆形。脾可分膈、脏两面，前、后两端和上、下两缘。膈面平滑隆凸，朝向外上与膈相贴；脏面凹陷，近中央为脾门。脏面与前上的胃底相贴，后下方与左肾和左肾上腺邻靠，下与胰尾和结肠脾曲接触。上缘较锐，前部有 2～3 切迹。称脾切迹。脾为腹膜内位器官，借胃脾韧带、膈脾韧带、脾肾韧带和膈结肠韧带支持固定。

二、胸腺

锥体形，分为不对称的左、右叶，呈扁条状，质柔软，借结缔组织相连，位于上纵隔内前份，小部分向下伸向前纵隔，上端长可达颈根甲状腺的下缘。在成人，胸腺多被脂肪组织替代。

三、思考题

1. 患胃癌时，癌细胞可以转移至左锁骨上淋巴结，简述转移途径。
2. 试述胃的淋巴引流。
3. 试述乳房的淋巴引流。
4. 试述肛管齿状线上、下的淋巴引流途径。

（沈　雷）

感 觉 器

第十三章 概 述

第十四章 视 器

一、预习要求

预习眼球外形、位置和组成。角膜、巩膜、虹膜、睫状体和视网膜视部的形态、结构。眼球前房、后房、房水、晶状体和玻璃体的形态、位置。房水循环途径。结膜的形态结构。泪器、泪腺、泪道的形态、位置和开口。眼外肌组成和功能。视网膜中央动脉的走行、分支和分布。眼球辅助装置的组成。

二、重点

眼球壁的组成。

三、难点

眼外肌的运动。

四、标本教具

（一）标本

1. 眼球。

2. 眼肌标本，眼的血管标本，眼睑标本，泪器标本。

（二）模型、挂图

1. 眼外肌模型。

2. 眼球仪装置。

3. 眼球模型。

4. 感觉器官相关挂图。

五、注意事项

（一）实习时多使用标本，尽量在活体上观察。

（二）注意眼肌的起止点和作用；在活体上观察瞳孔。

（三）注意方位术语中"内-外"与"内侧-外侧"的区别。

（四）多使用标本、模型，将各件标本、模型置于解剖位置进行观察辨认。

（五）注意教师的讲解示教与自己辨认的结果有哪些出入。

六、教学内容

第一节　眼球

（一）眼球的形态

在眼球的游离模型上可观察到：眼球近似为球形，其前面的正中点，称前极，后面的正中点，称后极。在两极间的中点，沿眼球表面所作的环行线称中纬线。前、后极的连线，称眼轴。由瞳孔的中央至视网膜中央凹的连线，与视线方向一致，称视轴。

（二）眼球壁

眼球壁分外、中、内3层。外层叫外膜或纤维膜，中层叫中膜或血管膜，内层叫内膜或视网膜。在眼球模型水平切面上，外膜又分角膜和巩膜两部分。角膜占前1/6，无色透明，曲度较大，巩膜占后5/6，呈乳白色。在巩膜和角膜交界处，深部有一环形的巩膜静脉窦，在模型上用蓝点表示。在外膜的外面，颜色较深的一层为中膜。中膜可分脉络膜、睫状体、虹膜3部分。

脉络膜占中膜的后2/3，睫状体位于巩膜与角膜移行处的内面，在切面上呈三角形，其后部较平坦，称睫状突。虹膜是中膜的最前部，呈冠状位圆盘形的薄膜，中间有一个圆孔，叫瞳孔。视网膜自后向前可分3部分，即视部、睫状体部和虹膜部。虹膜部、睫状体部贴附于虹膜和睫状体内表面，视部附着在脉络膜内面，并以锯状缘与睫状体部为界。在视部有2个重要的结构，即视神经盘和黄斑。视神经盘位于视神经起始部的内面，偏向鼻侧，是一白色圆形隆起。黄斑在视神经盘的颞侧稍下方（约3.5mm），是一黄色区域，其中央有一凹陷称中央凹。

（三）眼球的内容物

内容物包括房水、晶状体和玻璃体。在模型上先找到眼球房，眼球房是指角膜与晶状体之间的腔隙，以虹膜为界又分成眼前房和眼后房，两者借瞳孔相通。在眼前房，虹膜和角膜交界处是虹膜角膜角，又称前房角。此角前外侧壁有小梁网，网间为虹膜角膜角隙。房水位于眼房内。由睫状体产生后自眼后房经瞳孔入眼前房，然后由虹膜角膜角流入巩膜静脉窦。

晶状体呈双凸透镜状，后面较前面凸隆，无色透明。取冻透的新鲜牛眼睛观察晶状体。晶状体紧靠虹膜后方，以睫状小带与睫状体相连。在其外面包着具有高度弹性的晶状体囊。在切面上，晶状体周围部软，称晶状体皮质，中央部较硬，称晶状体核。玻璃体是无色透明的胶状物质，表面覆有玻璃体囊。它充满于晶状体和视网膜之间。

第二节　眼副器

眼副器包括眼睑、结膜、泪器、眼球外肌以及眶内的筋膜和脂肪等。

（一）眼睑

眼睑　分上睑和下睑。上、下眼睑之间的裂隙称睑裂。睑裂的内、外侧端分别称内眦和外眦。内眦呈钝圆形，附近有一微陷的空间，称泪湖。在上、下睑缘近内侧端各有一小隆起称泪乳头，其突起的顶部有一小孔，叫泪点。

眼睑分5层，由前向后依次为皮肤、皮下组织、肌层、睑板和结膜。前面的皮肤与后层的结膜在眼睑游离缘移行部叫睑缘。睑缘有2～3行睫毛，睫毛根部有睫毛腺。

（二）结膜

结膜分3部分：睑结膜、球结膜和结膜穹窿。

1. 睑结膜　紧贴于眼睑后面，与睑板紧密相连，透明而光滑，其深面的血管与睑板腺清晰可见。

2. 球结膜　覆盖于眼球的前面，于角膜缘处移行为角膜上皮。

3. 结膜穹窿　位于睑结膜与球结膜的移行处，形成结膜上穹和结膜下穹。

由睑结膜、结膜穹窿、球结膜和角膜前面共同围成囊状腔隙称结膜囊，通过睑裂与外界相通。

（三）泪器

泪器由泪腺和泪道组成，泪道包括泪点、泪小管、泪囊和鼻泪管。

1. 泪腺　位于眶上壁外侧部的泪腺窝内，有10～20条排泄管开口于结膜上穹的外侧部。

2. 泪小管　在眼睑的皮下，起自泪点，分为上、下泪小管。最初垂直向上、下走行，以后呈水平方向进入泪囊。

3. 鼻泪管　为膜性管道。其上部包埋于骨性鼻泪管中，与骨膜紧密结合；下部在鼻腔外侧壁粘膜深面，末端开口于下鼻道的外侧壁。用探针在下鼻甲下方的下鼻道内，距下鼻甲前端2cm处可通入鼻泪管。

（四）眼球外肌

眼球外肌包括6条运动眼球的肌肉和1条提上睑的肌肉。

在运动眼球的肌肉模型上可看到这些肌肉的起止和形态。

1. 上睑提肌　起自视神经管的上方，向前以宽阔的腱膜止于上睑。

2. 上直肌　在上睑提肌的下面，起自视神经管周围的总腱环，向前经巩膜上面止于中纬线前方，收缩时可使眼球的前极转向上内方。

3. 下直肌　起自总腱环的外侧部。在眼球下方向前，经巩膜下面止于中纬线前方，收缩时可使眼球前极转向下内侧。

4. 外直肌　起自总腱环的外侧部，沿眶外侧壁向前，经巩膜外侧止于中纬线前方，收缩时可使眼球前极转向外侧。

5. 内直肌　起自总腱环的内侧部，沿眶内侧壁向前，经巩膜内侧止于中纬线前方，收缩时可使眼球前极转向内侧。

6. 上斜肌　起自总腱环，沿上直肌和内直肌之间，向前，以细腱通过眶内侧壁上方的纤维滑车，然后转向后外，在上直肌的下方止于眼球中纬线后外方，收缩时可使眼球前极转向下外方。

7. 下斜肌　起自眶下壁的内侧近前缘处，斜向后外行于下直肌与眶下壁之间，止于眼球下面中纬线之后，收缩时可使眼球前极转向上外方。

第三节　眼的血管

（一）动脉

1. 眼动脉　起自颈内动脉，在视神经管内口处可找到。在眶内，眼动脉先沿视神经外侧，然后经上直肌下方越至内侧前行，终于滑车上动脉。

2. 视网膜中央动脉　是眼动脉入眶后的第1条分支，行于视神经下方，在眼球后方1.0～1.5cm处，从下面穿入视神经内，在视神经中央前行。

在眼球壁模型中，可找到视网膜中央动脉在眼球的分支。先找到视神经盘，在其中央穿出上、下两支。上支再分出走向内上方的视网膜鼻侧上小动脉和走向外上方的视网膜颞侧上小动脉。下支再分出走向内下方的视网膜鼻侧下小动脉和走向外下方的视网膜颞侧下小动脉。

3. 睫后短动脉　也叫脉络膜动脉，是眼动脉的许多小分支，沿视神经周围向前，穿巩膜，分布于脉络膜。

4. 睫后长动脉　也叫虹膜动脉，由眼动脉发出后行于视神经内侧和外侧，每侧各1条，向前穿巩膜后沿眼球侧壁在巩膜和脉络膜之间前行，到虹膜和睫状体相接处，分2支，并沿虹膜外缘互相吻合成虹膜动脉大环。由大环发出许多细小分支至瞳孔周边处，再吻合形成虹膜动脉小环。该动脉营养虹膜和睫状体。

（二）静脉

1. 眼上静脉　起自眶的前内侧，与内眦静脉吻合，向后经眶上裂注入海绵窦。

2. 眼下静脉　起自眶下壁前方和内侧壁的静脉网，向后分为2支，一支经眶上裂注入眼上静脉，另一支经眶下裂注入翼静脉丛。

3. 视网膜中央静脉　在眼球壁内面，与视网膜中央动脉伴行，在视神经内位于视网膜中央动脉外侧，穿出视神经后注入眼静脉。

4. 涡静脉　位于眼球壁血管膜的外层，有4～6条，收集虹膜、睫状体和全部脉络膜的回流血液。涡静脉在眼球后方斜穿巩膜。2条上涡静脉注入眼上静脉，2条下涡静脉注入眼下静脉。

5. 睫前静脉　收集眼前部虹膜等处回流的静脉血，穿巩膜后注入眼上静脉或眼下静脉。

七、思考题

1. 试述眼球壁的构造。

2. 试述房水的循环途径。

3. 试述泪液的产生和排出途径。

（沈　雷）

第十五章 前庭蜗器

一、预习要求

预习外耳道形态、分部、位置及幼儿外耳道的特点。鼓膜的形态、分部和位置。鼓室形态（六个壁上的主要结构）位置和交通。咽鼓管的形态、特征、开口位置；骨迷路的形态。膜迷路的组成、分部及其与骨迷路的关系。椭圆囊、球囊、膜半规管和蜗管的形态。

二、重点

中耳鼓室的构成。

三、难点

内耳的构成。

四、标本教具

（一）标本
去掉颅骨顶部，颞骨岩部示鼓室六壁标本。
（二）模型、挂图
1. 感觉器官相关挂图。
2. 全耳模型。
3. 内耳模型。

五、注意事项

（一）实习时多使用标本，尽量在活体上观察。
（二）注意教师的讲解示教与自己辨认的结果有哪些出入。
（三）注意方位术语中"内-外"与"内侧-外侧"的区别。
（四）多使用标本、模型，将各件标本、模型置于解剖位置进行观察辨认。

六、教学内容

第一节 外耳

（一）耳廓
在外耳标本上观察耳垂、耳轮、对耳轮、对耳轮脚、三角窝、耳舟、耳甲、耳甲艇、耳甲腔、耳屏、对耳屏、耳屏间切迹。
耳垂位于耳廓下部，是无软骨的部分。耳轮是指耳廓的前外面高低不平并卷曲的游离缘。对耳轮是耳轮前方与其平行的弓状隆起。对耳轮脚是指对耳轮上端的分叉。三角窝是指对耳轮脚之间的凹陷部分。耳舟是指耳轮与对耳轮之间的凹陷部分。耳甲是指对耳轮前方的深窝，其中，耳轮脚以上的部分称耳甲艇，下部称耳甲腔。耳屏是指外耳门前方的突起。对耳屏是指对耳轮下端的小隆起，与耳屏相对。耳屏间切迹是指耳屏与对耳屏之间的凹陷边缘。

（二）外耳道

外耳道是从外耳门至鼓膜的管道，长 2.0～2.5cm。外侧 1/3 是以软骨作支架构成软骨部；内侧 2/3 是位于颞骨内的管道称骨部。外耳道是一弯曲管道，从外向内，其方向是先向前上，然后稍向后，再复向前下。

（刘　富）

第二节　中耳

中耳包括鼓室、咽鼓管、乳突窦和乳突小房。

（一）鼓室

在鼓室模型上观察鼓室的 6 个壁及内容物。

1. 上壁　又称盖壁。是分隔鼓室与颅中窝的薄骨板。

2. 下壁　又称颈静脉壁，是分隔鼓室和颈静脉窝的薄层骨板。

3. 前壁　又称颈动脉壁，此壁下部为颈动脉管的后壁，上方有个开口是咽鼓管的鼓室口。

4. 后壁　又称乳突壁，上部的开口是乳突窦的开口，由此口向后连于乳突窦，再向后通乳突小房。开口稍下方的锥形突起叫锥隆起，内藏镫骨肌。

5. 外侧壁　大部分是鼓膜壁，上方是鼓室上隐窝，由颞骨鳞部骨质围成。鼓膜是一椭圆形半透明薄膜，位于鼓室与外耳道之间，其外侧面向前、向下、向外倾斜。鼓膜中心向内凹陷，称鼓膜脐。由鼓膜脐沿锤骨柄向上，可见向前的锤骨前襞和向后的锤骨后襞。在 2 个皱襞之间，鼓膜上 1/4 的三角形区为松弛部，在活体呈淡红色。鼓膜的下 3/4 为紧张部，坚实紧张，在活体呈灰白色，其前下方有一三角形反光区称光锥。

6. 内侧壁　又称迷路壁。此壁中部有一隆起，叫岬。岬的后上方有一卵圆形的孔，称前庭窗（卵圆窗），为镫骨底封闭。岬的后下方有圆形的孔，称蜗窗（圆窗），在活体有第 2 鼓膜封闭。在前庭窗的后上方有弓形隆起，称面神经管凸。

（二）听小骨

听小骨位于鼓室内。有 3 块，即锤骨、砧骨和镫骨。

1. 锤骨　呈锤状，有一头、一柄和两个突起。柄细长，末端附着于鼓膜脐区，头与砧骨体形成关节，位于鼓室上隐窝，并以韧带与上壁相连。

2. 砧骨　分体和长、短二脚。体与锤骨头形成关节。长脚与镫骨头形成关节。

3. 镫骨　分头、两个脚和底 4 部。头与砧骨长脚形成关节，底借韧带连于前庭窗边缘。

（三）运动听小骨的肌

鼓室内有 2 块小肌肉与听小骨的活动有关。

1. 鼓膜张肌　位于咽鼓管上方的鼓膜张肌半管内，止于锤骨柄的上端，收缩时可紧张鼓膜。

2. 镫骨肌　位于锥隆起内，止于镫骨，作用是牵拉镫骨底向外方。

（四）咽鼓管

咽鼓管是连通咽腔和鼓室的管道，分骨部和软骨部。骨部即颞骨岩部的咽鼓管，其鼓室口开口于鼓室的前壁。软骨部紧连骨部，其内侧端开口于鼻咽部的侧壁，即位于下鼻甲的后方1cm处的咽鼓管咽口。

（五）乳突窦和乳突小房

1. 乳突窦　是位于鼓室与乳突小房间的小腔，向前开口于鼓室，向后与乳突小房相通连。

2. 乳突小房　为颞骨乳突内的许多含气小腔。这些小腔互相连通并向前通乳突窦。

（刘　富）

第三节　内耳

内耳由骨迷路和膜迷路组成，全部在颞骨岩部的骨质内，位于鼓室和内耳道底之间（图15-1）。

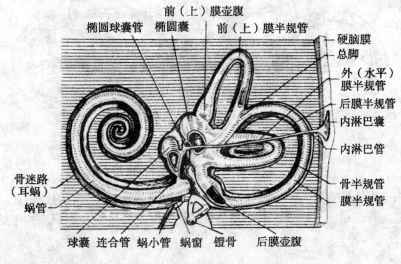

图 15-1　内耳示意图（右侧）

（一）骨迷路

骨迷路由致密骨质围成，是颞骨岩部骨质中的曲折隧道，可分3部分：耳蜗、前庭和骨半规管。

在前庭蜗器放大模型上，先找到其位置。骨迷路位于鼓室与内耳道底之间，由前向后沿颞骨岩部的长轴排列为耳蜗、前庭和骨半规管。再取骨迷路和膜迷路的放大模型，观察前庭、骨半规管和耳蜗。

1. 前庭　是位居骨迷路中部的空腔，由前向后有5个小孔通3个骨半规管，向前有一大孔，通连耳蜗。有位于其中的膜迷路的椭圆囊和球囊。前庭的外侧壁也是鼓室的内侧壁，有前庭窗，活体上被镫骨底封闭。内侧壁是内耳道的底，有神经穿行。

2. 骨半规管　由3个"C"形的互相成直角排列的小管组成，分别称为前骨半规管、后骨半规管和外骨半规管。在模型上，凸向外方并呈水平位的管是外骨半规管，又称水平骨半规管。凸向上方，与颞骨岩部的长轴垂直的是前骨半规管。凸向后外，与颞骨岩部的长轴平行的管是后骨半规管。

每个"C"形的骨半规管都有2个骨脚，一个是单骨脚，比较细；一个是壶腹骨脚，骨脚上有膨大的骨壶腹。前、后骨半规管的单骨脚合成一个总骨脚，因此，3个半规管通过5个脚连在前庭上，半规管的管腔与前庭后壁的5个口相通。

3. 耳蜗（图15-2）　位于前庭的前方，形状如蜗牛壳。蜗底朝向后内（即内耳道底），尖端朝向前外，称做蜗顶。打开模型，在正中切面上可看到其内部结构。在中央的是骨松质组成的蜗轴，呈水平位圆锥形。蜗轴周围是蜗螺旋管（骨蜗管），环绕蜗轴约两圈半。自蜗轴向蜗螺旋管内发出的板状突起为骨螺旋板，此板未达到蜗螺旋管的对侧壁，其空缺处由蜗管填补封闭。

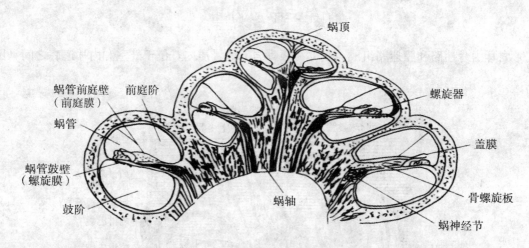

图 15-2　耳蜗轴切面

故耳蜗内共有3条管道，上方的是前庭阶，下方的是鼓阶，中间的是蜗管。前庭阶起自前庭，随蜗螺旋管绕蜗轴至蜗顶，借蜗孔与鼓阶相通。鼓阶绕蜗轴至蜗底终于蜗窗上的第2鼓膜。

（二）膜迷路

膜迷路套于骨迷路内，是一套封闭的膜性管道。膜迷路亦可分为3部：椭圆囊和球囊、膜半规管和蜗管。在骨迷路和膜迷路放大模型上依次观察上述结构。

1. 椭圆囊和球囊　位于骨迷路的前庭内，其中，呈椭圆形位于后部的是椭圆囊。其后壁上有5个开口，连通3个膜半规管，前壁发出椭圆球囊管与球囊相连，并由此管发出内淋巴管，穿经前庭的内侧壁，至颞骨岩部后面，在硬脑膜下扩大为内淋巴囊。在椭圆囊的前下方也可看到一较小的球状囊是球囊。由球囊下端发出一小管为连合管，连于蜗管上。在椭圆囊内的底和前壁上有椭圆囊斑，在球囊内的前壁上有球囊斑，它们是位觉感受器。

2. 膜半规管　打开骨半规管，其中，形状与骨半规管相似，比较细的管为膜半规管，膜半规管也有3个，分别称前膜半规管、后膜半规管和外膜半规管（水平膜半规管）。在骨壶腹内，膜半规管相应膨大的部分称为膜壶腹，壁上有隆起的壶腹嵴。壶腹嵴也是位觉感受器。

3. 蜗管　位于蜗螺旋管内，也卷曲两圈半，起端以连合管连于前庭内的球囊，尖端为盲端，终于蜗顶。在蜗管的横切面上，蜗管呈三角形，有上、外和下3个壁。位于前庭阶和蜗管之间的壁为上壁，亦称蜗管前庭壁（前庭膜）；位于鼓阶与蜗管之间的壁为下壁，由骨螺旋板和蜗管鼓壁（螺旋膜或基底膜）组成，位于基底膜蜗管面上的结构即是螺旋器（Corti器）。螺旋器是听觉感受器，与骨蜗管相贴的壁为外壁。

位于膜迷路内的液体为内淋巴，位于膜迷路与骨迷路之间的液体为外淋巴，内、外淋巴互不相通。

（三）内耳道

在颅底内面观标本上可观察内耳道。内耳道从颅后窝的内耳门开始，向内终于内耳道底，底上有很多小孔，前庭蜗神经和面神经由这些孔通过。

七、思考题

1. 试述镫骨肌和鼓膜张肌对声波传导的调节作用。
2. 试述声波传导的途径。

（刘　富）

神 经 系 统

第十六章　总　论

第十七章　中枢神经系统

第一节　脊髓

一、预习要求

预习脊髓的外形、位置和结构。脊髓节段的概念和节段性分布的概念，脊髓节段与椎骨的对应关系。脊髓横切面上灰白质的配布及各部的名称。脊髓上下行的纤维束（薄束、楔束、脊髓丘脑侧束及前束、皮质脊髓侧束及前束、红核脊髓束）的位置。脊髓灰质的主要核团（前角运动细胞、胶状质、后角固有核、中间外侧核）及其胞体特征。

二、重点

（一）脊髓的位置和外形。

（二）脊髓节段的概念，了解脊髓节段与椎骨的对应关系。

（三）脊髓主要纤维束（薄束、楔束、脊髓丘脑侧束、皮质脊髓束）的位置、起止和功能。

三、难点

（一）脊髓内部主要纤维束的起止、功能及损伤后的表现。

（二）掌握脊髓灰白质的配布及各部名称；了解脊髓灰质板层结构。

四、标本教具

（一）标本

打开椎管后壁的脊髓、离体脊髓、脊髓横切面、脊髓带椎骨。

（二）模型、挂图

1. 脊髓形态。

2. 脊髓节段模型。

五、注意事项

（一）要注意爱护标本，因为中枢神经系标本特别柔嫩、脆弱，所以不能撕拉或用力夹持，更不要把脊髓的被膜撕脱。

（二）标本柔嫩，加强保护，严禁用钢笔、铅笔等接触标本和模型，以免污损。

六、教学内容

（一）脊髓的外形

取离体脊髓标本，自上而下观察颈膨大、腰骶膨大、脊髓圆锥及终丝。脊髓呈前后略扁的圆柱形，全长 45cm 左右，重约 20g。脊髓全长粗细不匀，呈现 2 个膨大，上位者为颈膨大，位于颈髓第 4 节至胸髓第 1 节；下位者为腰骶膨大，位于腰髓第 2 节至骶髓第 3 节。脊髓下端迅速变细，呈圆锥状，称为脊髓圆锥。脊髓圆锥向下续连由软脊膜构成的银灰色细丝，即终丝，终于尾骨背面。脊髓膨大的形成与四肢的发达有关，是各节内的细胞和纤维数量增多所致。

辨认前正中裂。此裂较深，裂内常有血管。在认识脊髓前、后面的基础上，逐次辨认后正中沟及前、后外侧沟。前外侧沟内连有脊神经前根的根丝；后外侧沟内连有脊神经后根的根丝，且较前根的根丝粗，排列密集。

（二）脊髓的位置、分节及脊髓节段与椎骨的对应关系

取切除椎管后壁的脊髓标本，用镊子向两侧拉开脊髓表面的被膜，观察。

脊髓在枕骨大孔处与脑相连，下端终于第 1 腰椎的下缘，注意颈膨大和腰骶膨大与椎骨的对应关系及终丝附着的部位。

各对脊神经的根丝所连接的一段脊髓，称为一个脊髓节段。脊髓分为 31 个节段，即：颈髓 8 节，胸髓 12 节，腰髓 5 节，骶髓 5 节，尾髓 1 节。

自上而下观察各对脊神经根的走向，上部脊神经根多呈水平位进入相应的椎间孔；中、下部的脊神经根则向下倾斜，进入相应的椎间孔，且倾斜度自上而下逐渐增大，因此，腰、骶和尾神经根在椎管内近似垂直下降，围绕终丝集聚成马尾。

在胚胎早期脊髓与椎管等长，所有的脊神经根都成直角地从脊髓发出，进入相应的椎间孔，从胚胎第 4 个月起，脊髓的生长速度缓于椎管，同时由于脊髓与脑连接处固定于枕骨大孔，因而脊髓下端逐渐相对上移，在出生时平对第 3 腰椎，至成人则达第 1 腰椎下缘，因此，脊髓节段多数并不与同序数的椎骨相对。

分别找出第 3 颈神经根、第 6 胸神经根和第 9 胸神经根，追踪找出相应的脊髓节段，并观察上述各脊髓节段与椎骨的对应关系，验证下列推算方法：

上颈髓（$C_1 - C_4$）节段序数＝椎骨序数

下颈髓至上胸髓（$C_5 - T_4$）的节段序数－1＝椎骨序数

中胸髓（$T_5 - T_8$）的节段序数－2＝椎骨序数

下胸髓（$T_9 - T_{12}$）的节段序数－3＝椎骨序数

全部腰髓在 10-12 胸椎的高度，骶、尾髓则在第 1 腰椎的高度。

（三）脊髓的内部结构

取颈髓、胸髓、腰髓切面标本，借助放大镜观察脊髓表面的沟裂、脊髓灰、白质的分布、脊髓中央管的位置、网状结构存在的部位。灰质位于中央，呈"H"形柱状，主要由神

经元细胞体集聚而成，其前方的一对突起为前角，后方的一对突起为后角。前、后角之间的灰质是中间带。

胸髓及 1～3 节腰髓的中间带向外侧突出形成侧角。连接两侧中间带的横段灰质为灰质连合。其中央处有一细小的小管为中央管。中央管纵贯脊髓全长，上端与脑室相通。在成人，中央管常部分或全部闭塞。

白质位于周围，主要由纵行排列的纤维束构成。前正中裂与前外侧沟之间的白质称为前索；前、后外侧沟之间者为外侧索；后外侧沟与后正中沟之间的白质称为后索。在灰质连合前方，有连结两侧白质的横行纤维，为白质前连合。

在颈髓横切模型上，识别皮质脊髓前束、皮质脊髓侧束，脊髓丘脑束、薄束、楔束的位置。

薄束和楔束位于后索。薄束紧挨后正中沟的两侧；楔束出现在第 4 胸髓节以上的后索内，位于薄束的外侧。薄束、楔束是脊神经节细胞中枢突进入脊髓同侧后索的直接续延，其节细胞的周围支分布于肌、腱、关节和皮肤的感受器。传导来自身体同侧的本体感觉和精细触觉。在后索内来自身体骶、腰、胸、颈各部位的本体感觉纤维有明确的定位关系，即依次由内侧向外侧排列。脊髓后索的病变，使本体感觉和识别性触觉的冲动不能向上传入大脑皮质。当患者闭眼时，不能确定自己关节的位置。因此，病人在站立闭眼时，身体出现摇晃倾斜，易跌倒。

脊髓小脑束位于侧索接近表面的纤维束。前份为脊髓小脑前束，主要传导整个下肢运动和姿势的信息；后份为脊髓小脑后束，主要传导下肢及躯干单个肌牵张变化信息。

脊髓丘脑束的背侧份位于侧索，在脊髓小脑前束的深面，其腹侧位于前索内，在前角的浅面。脊髓丘脑束传导痛觉、温度觉、粗触觉和压觉的冲动。通常认为传导痛、温觉冲动纤维位于背侧份，称为脊髓丘脑侧束；传导触、压觉冲动纤维位于腹侧份，为脊髓丘脑前束，经后根传入的痛、温、触压冲动均上升 1～2 节段，然后形成对侧的脊髓丘脑束。

脊髓丘脑束内来自骶、腰、胸、颈的纤维有明确的定位关系，即依次由外侧向内侧排列。因此，椎管内脊髓外的肿瘤压迫脊髓前外侧份时，首先出现的是骶腰神经分布区的痛、温觉障碍。在脊髓内，一侧脊髓丘脑束病变损伤时，在对侧病变平面 1～2 节段以下的身体痛、温觉减退消失，而触觉无明显影响，因为部分触觉纤维在同侧后索内上升。

皮质脊髓束是从大脑皮质至脊髓前角运动神经元的运动纤维束。它起自大脑皮质中央前回和其他一些皮质区域，此束纤维在到达延髓下份时，大部分交叉到对侧，下行于脊髓小脑后束的深面，为皮质脊髓侧束，贯穿脊髓全长，沿途发出纤维至同侧脊髓灰质。皮质脊髓束小部分未交叉的纤维称为皮质脊髓前束，在前索前正中裂两侧下降至脊髓上部，沿途发出纤维，经白质前连合至对侧灰质，但也有纤维至本侧灰质。在侧索，位于皮质脊髓侧束腹侧者为红核脊髓束，来自对侧红核。

七、思考题

1. 当第 11～12 胸椎体粉碎性骨折时，可伤及脊髓哪些节段，该节段完全断裂时有何体征出现？

2. 脊髓有哪两个膨大？各发出支配何处的神经？当一侧颈膨大处损伤会出现哪些运动障碍？

3. 脊髓第八胸髓段左侧半离断，四肢有何机能障碍？

4. 脊髓颈膨大左侧半损伤，四肢运动和感觉有何障碍？

5. 在脊髓颈膨大处的白质前连合受压迫，会出现何表现？为什么？

（姚立杰）

第二节　脑干

一、脑的概况

观察整脑标本和脑的正中矢状切面标本或模型（图 17 - 1）。脑可分为延髓、脑桥、中脑、间脑、端脑和小脑。端脑自外侧和上方掩盖间脑，因此，间脑在整脑标本上不易观察。延髓、脑桥和中脑合称脑干。小脑位于脑干的后方。

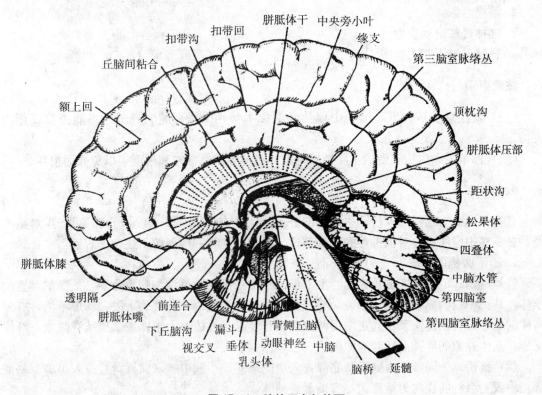

图 17 - 1　脑的正中矢状面

二、预习要求

脑干的组成。脑干各部的主要结构与内部结构的关系。脑神经核的分类和位置；各主要上、下行纤维束在脑干内部位置的关系。脑干网状结构最基本的核团。

三、重点

（一）脑干的组成及各部的主要结构。

（二）脑神经核的分类、排列规律以及与脑神经的联系。

四、难点

脑干各代表横断面在某些部位受损后症状的分析。

五、标本教具

（一）标本

1. 脑干标本；完整脑标本。

2. 脑干各段横切面标本。

3. 脑正中矢状切面标本。

（二）模型、挂图

1. 脑干模型。

2. 脑模型。

3. 脑神经核电动模型。

4. 脊髓及脑干相关挂图。

六、注意事项

（一）要注意爱护标本，因为中枢神经系标本特别柔嫩、脆弱，所以不能撕拉或用力夹持。

（二）标本柔嫩应切实爱护，严禁用钢笔、铅笔等接触标本和模型，以免弄污损坏。

七、教学内容

自下而上分为延髓、脑桥和中脑3部分。分别连有第Ⅸ-Ⅻ、第Ⅴ-Ⅷ和第Ⅲ-Ⅳ对脑神经。在观察中应注意各对脑神经的连脑部位。取脑干标本和模型按下述顺序观察。

1. 脑干腹侧面（图17-2）自下而上依次观察。

（1）延髓：下界平齐枕骨大孔，上方借一横沟—延髓脑桥沟与脑桥分界，外形如倒置的锥体。其正中线的纵裂是前正中裂，与脊髓的前正中裂相续。此裂的下段，沟形不清，有发辫样的交叉，为锥体交叉。前正中裂两侧的纵行隆起是锥体，由锥体束（皮质脊髓束）纤维组成。锥体外侧的卵圆形隆起为橄榄。

（2）脑桥：中间隆凸为脑桥基底部，向两侧渐缩成小脑中脚（脑桥臂）进入小脑。基底部正中线上纵行的浅沟为基底沟，容纳基底动脉。

（3）中脑：上界为视束（属间脑），下界为脑桥上缘；两侧粗大的纵行柱状隆起是大脑脚。两脚之间的凹陷为脚间窝，窝底被血管穿成许多小孔，为后穿质。

（4）脑干腹侧面有9对脑神经附着，其位置为：①位于中脑的仅1对，即动眼神经（Ⅲ），在大脑脚的内侧由脑穿出。②位于脑桥的共4对，即三叉神经（Ⅴ）、展神经（Ⅵ）、面神经（Ⅶ）和前庭蜗神经（Ⅷ）。三叉神经在脑桥基底部与小脑中脚交界处连于脑桥，粗大的是感觉根，细小而位于内侧的为运动根。其余3对脑神经都在延髓脑桥沟出入脑，从内侧向外侧分别为展神经、面神经和前庭蜗神经。③位于延髓的共4对，在橄榄后方的沟内；从上向下依次排列的根丝为舌咽神经（Ⅸ）、迷走神经（Ⅹ）和副神经（Ⅺ），在锥体和橄榄之间的沟内的根丝为舌下神经（Ⅻ）。

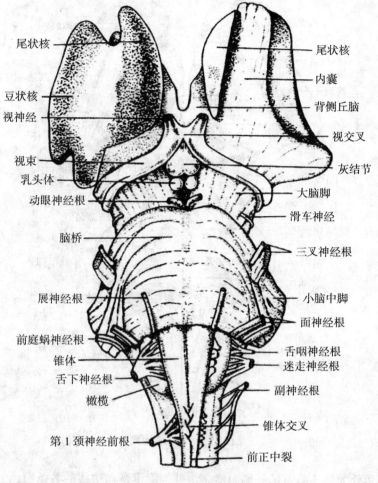

图 17 - 2　脑干腹侧面

尾状核
豆状核
视神经
视束
乳头体
动眼神经根
脑桥
展神经根
前庭蜗神经根
锥体
舌下神经根
橄榄
第 1 颈神经前根

尾状核
内囊
背侧丘脑
视交叉
灰结节
大脑脚
滑车神经
三叉神经根
小脑中脚
面神经根
舌咽神经根
迷走神经根
副神经根
锥体交叉
前正中裂

2. 脑干的背侧面（图 17 - 3）　脑干背侧连小脑，必须切除小脑才能见全貌，脑干背面中份为一敞开的浅窝，为菱形窝，即第 4 脑室底，窝的下半属延髓，上半属脑桥。

（1）延髓：背面可分上、下两部。下部似脊髓又称关闭部，上部又称敞开部。脊髓后索的薄束和楔束向上延至延髓下份时，分别扩展为膨大的薄束结节和楔束结节，其深面分别有薄束核和楔束核。楔束结节外上方的隆起为小脑下脚，由粗大的纤维束组成。

（2）脑桥：背面构成菱形窝的上半，菱形窝外侧界为小脑上脚。

（3）中脑：背面有 4 个圆形突起：上一对为上丘，是视觉反射中枢；下一对为下丘，是听觉反射中枢。上、下丘的外侧，各有向前外方伸出的一条隆起，分别为上丘臂和下丘臂。它们分别连于间脑的外侧膝状体和内侧膝状体。在左、右下丘之间有一纵行皱襞，向下连于前髓帆，为前髓帆系带。在前髓帆系带两侧出脑的脑神经是滑车神经（Ⅳ），是唯一从脑干背面发出的脑神经。

（4）第 4 脑室：是延髓、脑桥与小脑之间的腔隙，向上与中脑水管相通，向下续连于延髓下部和脊髓的中央管。结合大脑正中矢状切面与整脑标本观察，第 4 脑室形似帐篷，以菱形窝为底，篷顶由前髓帆和后髓帆形成，伸入小脑内。

①菱形窝：呈菱形，下界为两侧的薄束结节、楔束结节和小脑下脚；上界为两侧的小脑

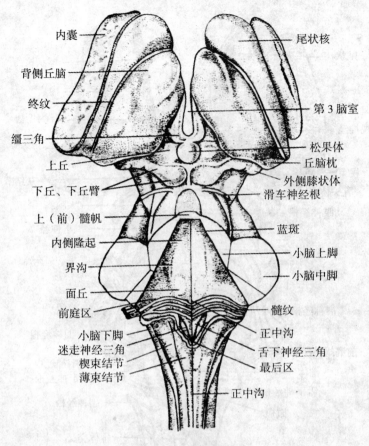

图 17-3　脑干背面观

上脚。窝的侧角处为第 4 脑室的外侧隐窝。由外侧隐窝横向中线的数条白色的神经纤维为髓纹，常作为延髓和脑桥在背面的分界线。在窝的正中有纵贯全窝的正中沟，将菱形窝分为对称的两半。在正中沟的两侧还有纵行的界沟，将每侧的半个菱形窝分为内侧区和外侧区。外侧区深方藏有感觉性的核团；内侧区称为内侧隆起，深面藏有运动性核团。在内侧隆起上份的圆形隆起为面神经丘，深面为展神经核；内侧隆起下份可再分为 2 个三角形区域，内上方者为舌下神经三角，内藏舌下神经核，外侧者为迷走神经三角，内藏迷走神经背核。界沟上端的外侧，在新鲜标本上可见一黑蓝色小区，为蓝斑，其深部是含有黑色素的蓝斑核。

②后髓帆：是由室管膜上皮、软脑膜和少许白质构成的一层薄膜，向上弯入小脑内，向下变薄续于第 4 脑室脉络组织。脉络组织的部分血管反复分支成丛，携带软脑膜和室管膜上皮突入第 4 脑室，形成第 4 脑室脉络丛。此丛分布在正中线两侧并向外侧延续至外侧隐窝。后髓帆不完整，具有 3 个孔，位于下角上方的是正中孔，位于两外侧隐窝的一对孔为外侧孔。此 3 孔是第 4 脑室与蛛网膜下隙通连的孔道，脑室内的脑脊液借此 3 孔流入蛛网膜下隙。在正中孔下方，张于两侧薄束结节之间的薄白质片为闩。

3. 脑干的内部结构　取脑神经核模型和电动脑干模型，参照表 17-1 进行观察。先理清脑神经核在脑干内的排列，然后再参照几个主要脑干横断面模型，去理解脑干的各主要结构的位置、性质和联系。

功能柱	躯体 运动柱	特殊内脏 运动柱	一般内脏 运动柱	内脏感觉柱 （一般和特殊）	一般躯体 感觉柱	特殊躯体	
位　置	在中线 两侧	在躯体运动 柱的腹外侧	在躯体运动 柱的背外侧	在一般内脏运 动柱的外侧	在内脏感觉 柱的外侧	在最外侧（前 庭）区深方	
核团及所在阶段 — 中脑 — 上丘	动眼神 经核（Ⅲ）		动眼神经 副核（Ⅲ）		三叉神经 中脑核		
核团及所在阶段 — 中脑 — 下丘	滑车神 经核（Ⅳ）						
核团及所在阶段 — 脑桥 — 中部		三叉神经 运动核（Ⅴ）			三叉神经 脑桥核（Ⅴ）		
核团及所在阶段 — 脑桥 — 中下部	展神经核 （Ⅵ）	面神经核 （Ⅶ）	上泌涎核 （Ⅶ）	孤束核 （Ⅶ、Ⅸ、Ⅹ）	三叉神经 脊束核 （Ⅴ、Ⅸ、Ⅹ）	前庭神经核（Ⅷ）	蜗神经核（Ⅷ）
核团及所在阶段 — 延髓 — 橄榄上部		疑核（Ⅸ、Ⅹ、Ⅺ）	下泌涎核 （Ⅸ）				
核团及所在阶段 — 延髓 — 橄榄中部	舌下神经核 （Ⅶ）		迷走神经 背核（Ⅹ）				
核团及所在阶段 — 延髓 — 内侧丘系交叉							
核团及所在阶段 — 延髓 — 锥体交叉		副神经核 （Ⅺ）					
功能	1. 展、滑车、动眼神经核支配眼球外肌 2. 舌下神经核支配舌肌	1. 三叉神经运动核支配咀嚼肌 2. 面神经核支配面肌 3. 疑核支配咽喉肌 4. 副神经核支配胸锁乳突肌和斜方肌	1. 动眼神经副核支配睫状肌和瞳孔括约肌 2. 上泌涎核控制泪腺、舌下腺和下颌下腺的分泌活动 3. 下泌涎核控制腮腺的分泌活动 4. 迷走神经背核控制大部分胸、腹腔脏器活动	1. 核的上端接受来自味蕾的特殊内脏感觉冲动 2. 其余大部分接受胸、腹腔的一般内脏感觉冲动	1. 三叉神经中脑核接受咀嚼肌、面肌和牙齿的本体感觉冲动 2. 三叉神经脑桥核和脊束核接受颜面、口腔、鼻腔等处的一般感觉冲动	1. 前庭神经核接受球囊斑、椭圆囊斑、壶腹嵴的平衡冲动 2. 蜗神经核接受内耳螺旋器的听觉冲动	

界沟

（1）总体上看，由于脑干中央管逐渐移向背侧，展开为第 4 脑室，灰质则铺展第 4 脑室底，形成室底灰质。其中运动核团位于中线两侧，而感觉性核团转向外侧，两者之间以界沟为界。这样，运动核团和感觉核团的位置关系，即由在脊髓的腹背关系，转变为在脑干的内外侧关系。

根据功能性质脑神经核可分为 7 类：躯体运动核、特殊内脏运动核、一般内脏运动核、一般内脏感觉核、特殊内脏感觉核、一般躯体感觉核和特殊躯体感觉核。躯体运动核，位于第 4 脑室底的最内侧，邻近正中线，由 4 个核团组成。它们由上而下是动眼神经核（Ⅲ）、滑车神经核（Ⅸ）、展神经核（Ⅵ）及舌下神经核（Ⅻ）。此群核团相当于脊髓前角运动细胞，支配头面部自肌节发生的骨骼肌，包括舌肌和眼球外肌。特殊内脏运动核，位于躯体运动核腹外侧，也由 4 个核团组成，即三叉神经运动核（Ⅴ）、面神经核（Ⅶ）、疑核（Ⅸ、Ⅹ、Ⅺ）和副神经核（Ⅺ），支配发自腮弓的骨骼肌，如咀嚼肌、面肌和咽喉肌。一般内脏运动核，位于躯体运动柱的外侧，靠近界沟，亦由 4 个主要核团组成。由上而下是动眼神经副核（Ⅲ）、上泌涎核（Ⅶ）、下泌涎核（Ⅸ）和迷走神经背核（Ⅹ），相当于脊髓侧角的内脏运动细胞，支配平滑肌、心肌和腺体。一般内脏感觉核与特殊内脏感觉核由单一的位于延髓上部的孤束核构成，位于界沟外侧，内邻一般内脏运动核。

此核头端接受来自味蕾的初级传入纤维（特殊内脏感觉），尾部则接受来自颈动脉、咽喉。心、肺、肠道等内脏的感觉纤维（一般内脏感觉）。一般躯体感觉核，位于其他感觉核的腹外侧，由 3 个与三叉神经有关的核团组成。最头端的核团为三叉神经中脑核，主要位于中脑，与咀嚼肌的本体感觉有关。三叉神经脑桥核在脑桥中部，向下延续为三叉神经脊束核。此核再向下续为脊髓后角的Ⅰ-Ⅴ层灰质。三叉神经脑桥核和脊束核主要接受来自牙齿、面部皮肤和口、鼻腔粘膜的传入纤维。特殊躯体感觉核：此核位于内脏感觉柱外侧，相当于延髓上部和脑桥下部水平，在菱形窝的外侧，由 2 个核团参与组成，即蜗神经核和前庭神经核。其中蜗神经核分为蜗腹侧核和蜗背侧核，分别位于小脑下脚的腹外侧和背外侧，接受来自前庭蜗神经（Ⅷ）中螺旋神经节（蜗神经节）传导听觉的纤维。

前庭神经核可分为内侧核、外侧核、上核、下核，接受来自前庭蜗神经中前庭神经节发来的传导平衡觉的纤维。此核发出的纤维主要组成：前庭脊髓束，与提高伸肌张力有关；内侧纵束，向上达中脑上丘平面，向下至脊髓颈段，与前庭反射的转头和转眼等运动有关；前庭小脑纤维（束），经小脑下脚入小脑。

从脑干神经核模型可见：这些功能不同的核团在脑干内排列成 6 个纵行的细胞柱。细胞柱并非连续不断，而是断开为数个神经核。

在脑神经核模型可以看到：多数脑神经核的名称和位置，与其有关的脑神经的名称和连脑部位相一致，但也有例外，如孤束核，由于是内脏感觉核，因此它接受来自面神经、舌咽神经和迷走神经的内脏感觉纤维，疑核发出的纤维，分别随舌咽神经、迷走神经出脑，支配咽喉部的骨骼肌。三叉神经的感觉核群包括三叉神经脊束核、三叉神经脑桥核和三叉神经中脑核，分列于延髓、脑桥和中脑内，即贯穿整个脑干。

（2）用脑神经核模型结合脑干横切面标本观察主要的非脑神经核。

①薄束核与楔束核：此二核分别位于延髓中下部背侧的薄束结节和楔束结节的深方接受来自薄束和楔束的纤维。由此二核发出的纤维呈弓形走向中央管的腹侧在中线上左右交叉，称为内侧丘系交叉。交叉后的纤维在中线两侧折向上行，形成内侧丘系。

②下橄榄核：位于延髓橄榄的深方，在切面上呈袋口向内的囊形灰质团块。下橄榄核接受大脑皮质、脊髓和中脑红核等处的纤维，它发出纤维越边向对侧，在延髓背外侧聚集上行，与脊髓小脑后束共同组成粗大的小脑下脚，经第 4 脑室外侧折向背侧入小脑。

③脑桥核：散在地埋于双侧脑桥基底中，细胞数量很多，它们接受来自大脑皮质广泛区域的皮质脑桥纤维。发出的纤维越过中线，组成大量的横行纤维，即脑桥小脑纤维，组成粗大的小脑中脚进入小脑。

④下丘：位于中脑顶盖下部，是听觉传导路的重要中继站。外侧丘系纤维大部分终止于

138

下丘的下丘核。下丘核发出纤维至内侧膝状体，自此核再发纤维至大脑皮质的听区。下丘核也是听觉的反射中枢。它发出纤维至上丘深层。自上丘深层发出顶盖脊髓束，止于脑干和脊髓的运动核，完成由声音引起的反射活动。

⑤上丘：位于中脑顶盖上部，在低等动物，上丘是视、听和躯体信息的整合中枢。在结构上灰、白质交替排列。人类的上丘仍保留着分层的形式。人的上丘主要是视觉的反射中枢，但也接受下丘传来的听觉信息和脊髓传来的躯体感觉信息。上丘发出的纤维，环绕中央灰质至红核间的背侧进行交叉，交叉后的纤维下行构成顶盖脊髓束，完成光和声音引起的反射活动。

⑥红核：位于中脑上丘平面被盖部，呈边界明显的圆柱状，并向上延伸至间脑尾段，是与躯体运动有关的核团，接受大脑、小脑的纤维，并发出红核脊髓束，交叉后下降到脊髓。

⑦黑质：位于整个中脑的脚底和被盖之间的板状灰质，可分为两部分。其中靠近脚底的部分为网状部，其细胞形态纤维联系和功能与端脑的苍白球几乎相同。黑质中靠近被盖的部分为致密部，主要由多巴胺能神经元组成，胞浆内含有黑色素颗粒。致密部的多巴胺能神经元主要投射到端脑的新纹状体，也可到颞叶的杏仁核。

（3）从感觉传导路模型和运动传导路模型结合脑干横断面模型及脑干横断面标本上观察脑干白质的分布情况。

①内侧丘系：来自脊髓的薄束和楔束终止在延髓中下部背侧的薄束核及楔束核。由此二核发出的纤维在中央管腹侧交叉后上行，即为内侧丘系。内侧丘系在延髓位于中线和下橄榄核之间，锥体的后方；到脑桥后略转向腹外侧，位于被盖腹侧，与基底部相邻；到中脑则渐移向被盖外侧；进入间脑后止于背侧丘脑的腹后核。

②脊髓丘脑束和脊髓丘系：脊髓丘脑束传导对侧躯干及上、下肢的痛、温、触觉。此束进入脑干后，与一些从脊髓投向上丘的纤维合在一起，即为脊髓丘系。脊髓丘系行于延髓的外侧区，相当于下橄榄核的背外方；在脑桥和中脑部此束位于内侧丘系的背外侧。脊髓丘系内的脊髓丘脑束纤维进入间脑后，也止于腹后核。

③脊髓小脑前、后束：此二束行于延髓外侧周边部，其中脊髓小脑后束经延髓上部的小脑下脚进入小脑，而脊髓小脑前束则继续上行到脑桥经小脑上脚入小脑。

④外侧丘系，起于对侧蜗神经核和双侧上橄榄核的纤维上行组成外侧丘系，行于脑桥和中脑被盖的外侧边缘部分。在脑桥被盖腹侧部横行越边的纤维中有一部分穿过上行的内侧丘系，这部分纤维组成斜方体。外侧丘系在中脑下部背侧止于下丘，转而投射到间脑的内侧膝状体，传导听觉信息。

⑤三叉丘系：传导头面部痛、温、触觉信息的纤维，止于三叉神经脊束核和三叉神经脑桥核。两核发出上行纤维越边至对侧，组成三叉丘系。该纤维束行于内侧丘系的外方并与之毗邻，止于背侧丘脑腹后内侧核。

⑥皮质脊髓束与皮质核束：起自大脑半球额、顶叶皮质，经端脑内囊到达脑干，先行于中脑脚底，然后穿越脑桥基底部且被横行纤维分隔成若干小束，它们在脑桥下端重新会合，占据延髓锥体，因此，皮质脊髓束又称锥体束。每侧锥体内含有各种大小纤维约 100 万条，大约有 85% 的纤维经锥体交叉越边到对侧下行，组成皮质脊髓侧束；其余 15% 的纤维不交叉，为皮质脊髓前束。大脑皮质还发出终止于脑干躯体运动核的皮质核束。在脑干中皮质核束与皮质脊髓束相伴行，两者合起来称锥体系。

（4）脑干网状结构：在脑干被盖内，各核团及纤维束之间有纵横交织的神经纤维和位于纤维网内大小不等的神经细胞。网状结构接受来自几乎所有感觉系统的信息，而网状结构的传出联系则直接或间接地到达中枢神经系统各个地方。

(5) 结合脑干水平切面模型，用放大镜观察 9 个重要的脑干切面，以理解脑干内各主要结构的性质、位置及其变化。9 个切面顺序自下而上分别为：

①锥体交叉水平切面（图 17 - 4）：是通过延髓下段锥体交叉的横切面。其外形和内部灰、白质的配布都与脊髓相似，位于切面中心的中央管较大而明显，灰质仍呈"H"形，但不完整。

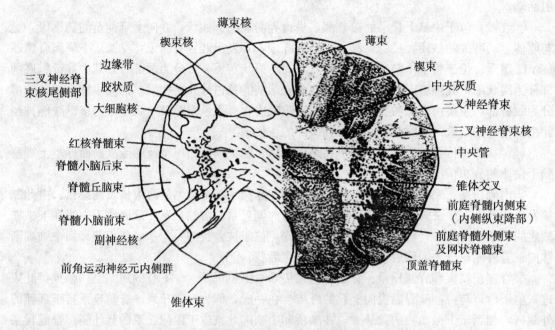

图 17 - 4　延髓尾侧水平切面（经锥体交叉），髓鞘染色

后角弯向外侧，相当于胶状质部分扩大成三叉神经脊束核，其浅面的白质为三叉神经脊束。在后索，薄束和楔束的深面，均有灰质出现，分别为薄束核和楔束核。在前索，锥体束的纤维成束地行向后内，越过中线至对侧，形成锥体交叉，然后到达对侧侧索内。因此，前正中裂被推向一侧，前角也被隔断，失去其与后角的联系。前索和侧索的其他纤维束，仍基本上保持在脊髓内的位置。但固有束与灰质相互混淆，形成网状结构。

②丘系交叉水平切面（图 17 - 5）：此切面紧接锥体交叉上方，故其外形变化不大。中央管稍大并稍移向后，管周围的灰质即为中央灰质，位于腹侧的锥体束大而完整。三叉神经脊束核和脊束仍位于切面的后外侧。位于后方的薄束和楔束体积均已减小，但薄束核和楔束核增大，由它们向前方发出的纤维，绕中央灰质而行，即为内弓状纤维。

两侧的内弓状纤维在中央管腹侧交叉，形成丘系交叉。交叉到对侧的纤维，紧靠中线两侧组成上行纤维束，即内侧丘系。内弓状纤维外侧仍为网状结构。其余的传导束（脊髓小脑前、后束，红核脊髓束和脊髓丘脑束等）基本仍居原位。

③橄榄中部水平切面（图 17 - 6）：切面的外形呈蝴蝶形，中央管已移至背侧，并敞开扩大，成为第 4 脑室，致使切面背侧成一"V"形的凹陷。在腹侧前正中裂两侧的巨大纤维束为锥体束。

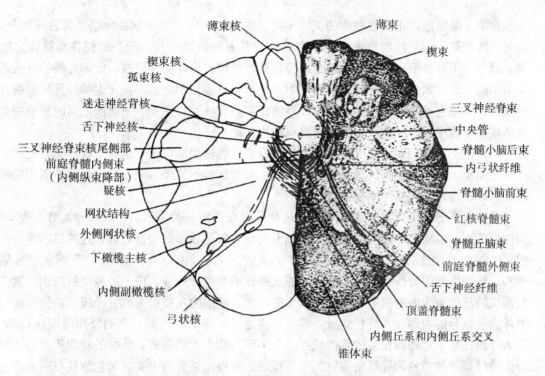

图 17 - 5　延髓水平切面（经内侧丘系交叉），髓鞘染色

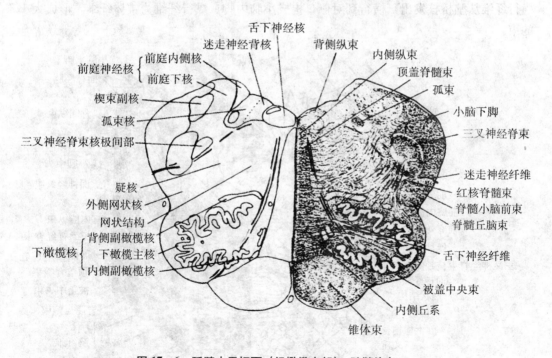

图 17 - 6　延髓水平切面（经橄榄中部），髓鞘染色

锥体束的背外侧为一巨大的皱褶袋形灰质（袋口向内后），为下橄榄核。在锥体束的背内侧，紧贴正中线，呈矢状位的纤维束，从腹侧到背侧分别为内侧丘系、顶盖脊髓束和内侧纵束。

在第4脑室底，正中线两侧的灰质核团突向室腔形成3对突起。内侧者为舌下神经核，位于中线两侧，由此核细胞发出的轴突沿内侧丘系外侧向前行，于下橄榄核与锥体之间出脑，即为舌下神经根；中间者为迷走神经背核；外侧者为前庭神经核，此核外侧的巨大纤维束为小脑下脚。紧邻小脑下脚腹内侧的为三叉神经脊束核和脊束。在迷走神经背核的腹外侧为孤束，围绕它周围的灰质为孤束核。疑核位于三叉神经脊束核与下橄榄之间的灰质中，室底诸核与下橄榄核之间的广大区域为网状结构。

④橄榄上部横切面：是平第4脑室外侧隐窝处的横切面，位于延髓与脑桥交界处。下橄榄核已缩小。在小脑下脚的背外侧有位于听结节深面的蜗神经后核，在下脚腹外侧为蜗神经前核，以及与它们相连的蜗神经根。

⑤脑桥下部水平切面（图17-7）：这是通过面神经丘的平面。切面可分为背、腹2部。腹侧份稍大，白质多，即为基底部；背侧份较小，灰质较多即为被盖部。这两部以横行纤维组成的斜方体为界，被盖部的背侧是第4脑室底。在切片上每侧室底呈"V"形的凹陷处为界沟。界沟内侧的隆凸为面丘，其深部的灰质核团为展神经核。位于展神经核内侧，紧邻中线两侧的纤维束为内侧纵束。界沟外侧为前庭区，深层的灰质是前庭神经核。在腹侧份，斜方体内有纵行的内侧丘系纤维穿行，横行的斜方体纤维到达内侧丘系的外侧时即转行向上，称为外侧丘系。在外侧丘系的背内侧有一个小团灰质为上橄榄核。此核的背侧较大的灰质团为面神经核，核外侧的纤维束为三叉神经脊束。在每侧被盖的中央区域，为核与束之间灰白混合结构，即网状结构。基底部由纵横2种纤维和分散在纤维之间的灰质即脑桥核所组成。横行纤维从脑桥核发出，横行到对侧，构成小脑中脚。纵行纤维为锥体纤维，形成大小不等的束。

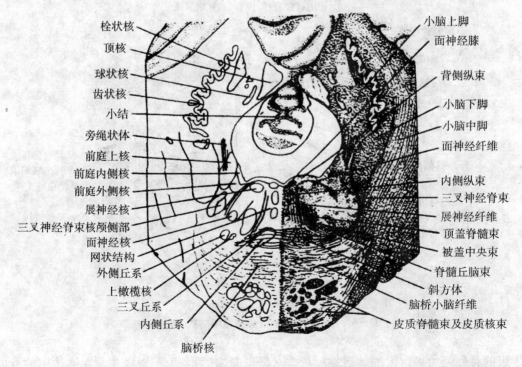

图17-7　脑桥水平切面（经脑桥中下部），髓鞘染色

142

⑥脑桥中部横切面：此平面通过三叉神经入脑处。切面背侧的第4脑室变小，其外侧界是小脑上脚，顶为连于上脚之间前髓帆。此段脑桥仍分为被盖部和基底部。在被盖部的后外侧，有内外并列的灰质团，内侧者为三叉神经运动核，两核之间隔以三叉神经纤维。三叉神经脑桥核背侧的一小束纤维为三叉神经中脑根，其余的结构与前一切面大致相同。

⑦脑桥上部横切面：为脑桥上端的切面。在此切面，第4脑室变得很小，接近于管状，管背侧的顶增厚，内有滑车神经根及交叉。小脑上脚已向前移并有部分纤维在中线交叉。内侧丘系已向外侧移行，其外侧端已邻近脑的表面。外侧丘系位于小脑上脚的外侧，也已邻近脑的表面。

⑧中脑下丘水平切面（图17-8）：在此切面第4脑室已移行为中脑水管。它将切面分为不均等的背、腹两份，背份小，即为顶盖；腹侧份大，即为大脑脚。大脑脚又被位于脚间窝两侧的大块灰质，即黑质分为位于背侧的被盖和位于腹侧的大脑脚底。顶盖向背侧膨出的一对隆起为下丘，其深面的灰质团为下丘核。此核的内外两面被外侧丘系的纤维包围。被盖内可见中脑水管被很厚的中央灰质所包绕。在中央灰质两侧边缘处仍可见三叉神经中脑根和核。中央灰质腹侧中线两旁仍可见到内侧纵束，紧挨内侧纵束背侧的灰质团是滑车神经核；内侧纵束腹侧的大块白质为小脑上脚交叉。黑质背侧的纤维束为内侧丘系，其外侧端已邻近脑表面。大脑脚底全由下行续连于脑桥基底部的纤维束构成，从内侧向外侧依次为额桥束、锥体束、皮质核束、顶枕颞桥束。网状结构位于被盖背外侧部，为一较广大的灰、白质交错的区域。

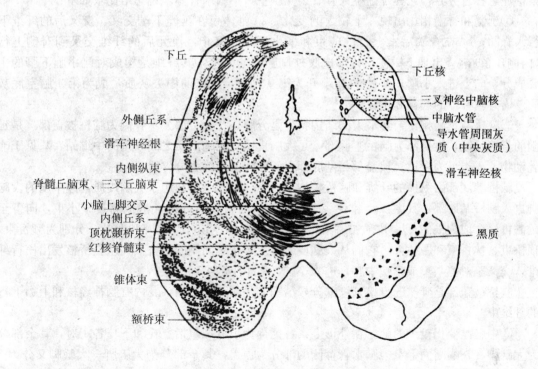

图17-8 平中脑下丘的横切面，髓鞘染色

⑨中脑上丘水平切面（图17-9）：其外形和分布都与下丘横切面相同，不同之处是：背侧的上丘深面是白质和灰质间隔排列的上丘层。内侧纵束背侧的灰质为动眼神经核。在内

143

侧丘系腹侧代替小脑上脚交叉的是圆形灰质，即红核。红核之间有背、腹2个纤维交叉。背侧者来自顶盖；腹侧者系红核发出的纤维交叉。在黑质和大脑脚底背外侧的灰质团，是属于间脑的内侧膝状体。

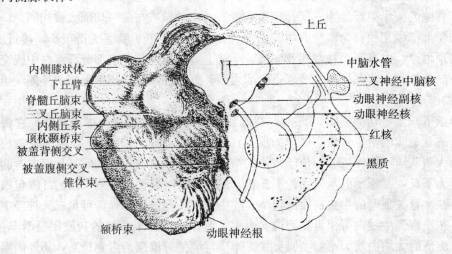

图 17－9　平中脑上丘的横切面，髓鞘染色

（6）观察标本时要注意自下而上的顺序及它们之间的变化，下部神经管比较原始，在观察中注意各自分界，尤其延髓中央管、第4脑室、中脑水管等。现总结比较如下：

①延髓和脊髓相比出现4个较大的变化：a. 锥体束在延髓下端交叉，交叉后的纤维下行入脊髓；b. 在脊髓后索上行的薄束和楔束至延髓终止，换元后的纤维交叉到对侧上行（内侧丘系）；c. 出现下橄榄核，形成腹外侧膨出的橄榄，其纤维是构成对侧小脑下脚的主要成分，向上进入小脑；d. 中央管敞开为第4脑室，原来的中央灰质，成为第4脑室底灰质。内有脑神经的起核和止核。

②脑桥与延髓相比，其最大的结构特征是分腹、背2个部分，背侧为脑桥被盖部，是延髓的直接延续；腹侧部为脑桥基底部，是大脑皮质与小脑皮质之间联系的中继站，只见于哺乳动物，人类最为发达。被盖部与基底部以斜方体的前缘为分界线。

脑桥基底部由纵横的纤维和脑桥核构成，纵行的纤维都起源于大脑皮质，经中脑的大脑脚进入脑桥基底部。其中：a. 锥体束通过基底部时被横行纤维冲散成为若干小束，向下至延髓再聚合成为锥体；b. 皮质脑桥束广泛地起自额叶、顶叶、枕叶和颞叶，分别为额桥束、顶桥束、枕桥束和颞桥束，它们从大脑皮质发生，止于同侧的脑桥核，从脑桥核发出横行纤维，交叉至对侧，聚成小脑中脚，进入小脑。终于小脑半球皮质。

脑桥被盖部是延髓的直接延续部分，结构上是相互连贯的，其内有脑神经核和上、下行的纤维束。

③中脑是变化较少的脑，在外形上，背侧部为顶盖，包括上丘和下丘各1对，其余部分为大脑脚。在横断面上，中脑水管背侧的部分为顶盖，其余部分为大脑脚。大脑脚又分为3部分，即被盖，是脑桥被盖的直接延续；大脑脚底，由纵行的纤维束集聚而成，包括皮质脊髓束、皮质核束和皮质至脑桥的纤维束（额桥束、顶桥束、枕桥束、颞桥束）与脑桥基底部相延续；黑质，是位于大脑脚底与被盖之间的灰质，其神经元内含有黑色素。

八、思考题

1. 左侧脑桥小脑三角处的肿瘤可侵及哪些脑神经？产生何症状？
2. 脑干各部各连有哪几对脑神经？它们的性质如何？
3. 左侧舌下神经三角处病变会产生哪些症状？

（姚立杰）

第三节　小脑

一、预习要求

预习小脑的位置及分部，小脑扁桃体的位置。小脑的分叶、机能意义、小脑三对脚、小脑中央核的一般联系情况。

二、重点

（一）小脑的形态。

（二）小脑的分叶与功能。

三、难点

小脑的纤维联系与功能。

四、标本教具

（一）标本

小脑和小脑切面标本（示小脑核）。

（二）模型、挂图

1. 小脑模型。

2. 小脑相关内容挂图。

五、注意事项

小脑观察时要注意分清上、下、前、后方位。

六、教学内容

1. 小脑外形　在离体小脑标本上观察，可见其上面的中央部稍隆起，前部更为明显，两侧大部平坦，下面的中央部分凹陷，容纳延髓，前面借纤维束与脑干相连。

（1）小脑蚓：小脑中部缩细而卷曲的部分。

（2）小脑半球：是小脑蚓外侧膨隆部分。在半球的下面，小脑蚓两侧各有一个膨大，即是小脑扁桃体。

（3）绒球小结叶：小脑蚓的前端为小结，小结向两侧伸出的白质带是绒球脚，其末端与绒球相连。绒球、绒球脚和小结合称为绒球小结叶。

（4）旧小脑、新小脑：小脑表面有许多平行浅沟，沟间的突起为叶片，另有少数深沟

145

裂，将小脑分成若干部分，在小脑上面前、中 1/3 之间的深裂为原裂，它由小脑蚓延向两侧的小脑半球。原裂前方的部分为小脑前叶，原裂之后的小脑部分为小脑后叶。

2. 小脑的内部结构观察　小脑水平切面标本，辨认小脑皮质、髓体和小脑核的形态和位置。

（1）小脑皮质：在最外层，颜色灰暗，主要由神经元胞体构成，可分 3 层。

（2）小脑髓体：又称小脑白质，由出入小脑的纤维构成，在正中矢状剖面的小脑标本上，可见白质呈树枝状伸向各叶及叶片。

（3）小脑核：深埋于白质内，有顶核，为成对的圆形小核，位于蚓部的白质内，属原小脑；齿状核，为小脑核中最大者，左右各一，位于半球白质内，形状似下橄榄核，呈皱缩的袋状，属新小脑；球状核和栓状核均细小，位于齿状核与顶核之间，属旧小脑。

七、思考题

试述小脑的位置和外形。

（姚立杰）

第四节　间脑

一、预习要求

预习间脑的位置和分部。背侧丘脑的位置和主要核团。下丘脑的位置和主要核团。后丘脑的组成结构。第三脑室的位置和连通。

二、重点

间脑的分部与各部包含的主要结构，特异性中继核团的名称与功能。

三、难点

背侧丘脑内的核团及分类，下丘脑的纤维联系。

四、标本教具

（一）标本
1. 间脑切面标本。
2. 连带间脑的脑干标本。
3. 脑的水平切面和冠状切面标本（示间脑的空间位置关系及与大脑的关系）。整脑标本（示下丘脑在脑表面可见的结构）。

（二）模型、挂图
1. 连带间脑的脑干模型。
2. 间脑核团模型。
3. 间脑相关内容挂图。

五、注意事项

（一）间脑与端脑之间及间脑各部分之间的分界和范围用肉眼不易辨清，观察时应倍加仔细。

（二）特别体会间脑的立体空间位置、与大脑半球的关系。

六、教学内容

取间脑、脑干标本或模型，结合脑正中矢状切面标本，观察间脑的位置、形态和分部。

间脑位于中脑和大脑半球之间。两侧的大脑半球掩盖其背面及侧面。在发生过程中。其外侧面与大脑半球长合，致使两者之间界线不明。间脑呈楔形，其前缘垂直而薄，上面和下面均呈三角形，它们在后方相遇，形成光滑圆钝的底，上面正中有一很深的切迹延伸至底，将间脑分成左、右两部分。间脑下面的中份与中脑相连续。

间脑可区分为背侧丘脑（丘脑）、上丘脑、后丘脑、下丘脑和底丘脑。间脑内的腔为第3脑室，向下通中脑水管，向上经室间孔通连端脑内的侧脑室。下丘脑和底丘脑位于间脑的底层。底丘脑在后方直接与中脑被盖连续。上丘脑是个狭小区域，位于背侧丘脑背后正中，包括一个小实体，即松果体，及其根部的邻近区域（丘脑髓纹、缰三角、缰连合）。下丘脑位于底丘脑的前方，并参与间脑前份游离下面的构成。

从游离脑标本底面观，从前向后包括：视交叉及其向后延伸的视束、视交叉后方的灰结节和它向下前突出的漏斗以及与其下端相连的垂体。灰结节后方的一对圆形隆起为乳头体。丘脑（背侧丘脑）位于下丘脑和底丘脑的背侧，从中脑水管至室间孔的连线，可作为它们之间的分界。后丘脑是2个突起，位于两侧背侧丘脑后份的下面，正对上丘的上方，分别为内侧膝状体、外侧膝状体。

间脑的内部结构为：

1. 在丘脑核团模型上辨认　丘脑上面有呈"Y"形的白质向内部延伸，为内髓板。内髓板将丘脑分隔为3部分，位于分叉之前上方的为前核群，在内髓板下份的两边分别为内侧核群和外侧核群。外侧核群又可分为背侧部和腹侧部两层，每层再从前向后各分为3个核团，即腹侧部的腹前核、腹外侧核和腹后核；背侧部的背外侧核、后外侧核和枕；丘脑上面的薄层白质转至丘脑的外侧面即为外髓板，外髓板的外侧有一薄层灰质，即网状核。丘脑的内侧面无白质板覆盖。与第3脑室室管膜紧紧挨靠的是中央灰质，内有属于丘脑的正中核；在内髓板内散在的核团为板内核；在枕的后下方是属于后丘脑的内侧膝状体和外侧膝状体。

2. 用下丘脑核团及纤维联系模型理解　下丘脑按部位，由前向后分为：①位于视交叉上前方的视前区；②位于视交叉上方的视上区；③位于灰结节上方的结节区；④位于乳头体上方的乳头区。后3个区又被穿窿纤维分隔为内、外两份。内侧份为紧靠第3脑室周围的主要核团，是视前区内的视前核、视上区上份的室旁核和下份的视上核。从两核发出的纤维组成视上垂体束和室旁垂体束，终于垂体后叶。在结节区位于漏斗基底后部的为弓状核；在乳头体深面的是乳头体核。

3. 用脑正中矢状切面标本观察理解第3脑室　第3脑室是两侧背侧丘脑和下丘脑之间的狭窄腔隙。在后方与中脑水管相通；在前方借位于侧壁的室间孔与侧脑室相通。后界为松果体；前界为终板（视交叉上方的薄白质板）。在终板的上段，有横行的纤维束——前连合穿过；底为下丘脑；顶为两侧髓纹之间的薄层脉络组织，脉络丛左右两排，垂入第3脑室。在室间孔处与侧脑室脉络丛相续连；两侧面为背侧丘脑和下丘脑。

七、思考题

背侧丘脑腹后核的位置和功能。

（姚立杰）

第五节　端脑

一、预习要求

预习大脑半球主要沟裂、脑回等表面结构及分叶情况。侧脑室的位置、分部及其脉络丛。基底核的位置、组成。胼胝体的位置与联系概况。内囊的位置、分部以及通过内囊的主要纤维束的局部位置关系。运动、感觉、视觉、听觉、语言中枢的位置。

二、重点

（一）大脑半球、分叶及各叶重要的沟回的名称、位置。
（二）大脑皮质的机能定位。
（三）内囊的位置、分部及各部通过的纤维束。

三、难点

胼胝体、基底核、内囊、侧脑室的立体空间位置关系。

四、标本教具

（一）标本
1. 保留蛛网膜及软脑膜的完整的脑标本。
2. 去脑被膜的完整脑标本。
3. 大脑正中矢状切面标本。
4. 端脑水平切面标本；端脑额状切面标本。
5. 头部正中矢状切面标本。
（二）模型、挂图
1. 端脑模型；显示侧脑室的标本及模型。
2. 端脑相关挂图。

五、注意事项

（一）观察标本及模型时，要结合不同的标本及模型体会各结构的立体空间位置关系。
（二）观察标本模型时，要联系教材插图或图谱。
（三）观察标本时要小心爱护，切勿用镊子夹持，要轻拿轻放。
（四）本次实验标本容易损坏，应特别保护，观察血管切忌用力牵拉。

六、教学内容

1. 在整脑标本上观察　观察两大脑半球的整体形态及其间的大脑纵裂、大脑纵裂底部的胼胝体、大脑半球和小脑之间的大脑横裂。人类的大脑半球高度发达，它包罩着间脑和中脑，并向后遮盖中脑和小脑。由于大脑半球皮质的各部分发育不平衡，在半球表面出现许多隆起的脑回和深隐的脑沟，脑回和脑沟是对大脑半球分叶和定位的重要标志。两半球之间有矢状位的大脑纵裂，裂底是胼胝体，为联系两侧大脑半球的白质块。

2. 大脑半球的外形　取大脑半球标本，首先辨认其上外侧面、内侧面和下面。然后依次观察叶间沟和分叶、大脑半球的主要沟回、功能区等。

（1）大脑半球可分为 3 面 3 极：即隆凸的上外侧面、平直的内侧面和凹凸不平的下面；前端突出的部分为额极；后端突出的部分为枕极；在外侧面，向前下突出的部分为颞极。3条相对恒定的沟将每侧大脑半球分为 5 叶。

①外侧沟：是大脑半球上外侧面上的自前下行向后上的一条深裂，并延续至大脑半球下面。

②中央沟：位于上外侧面，在外侧沟的上方，自半球上缘中点的稍后方，斜行前下，几乎到达外侧沟。沟的上端绕过半球上缘延至半球内侧面。此沟的特点是完整而不间断，沟旁的回相对宽些。

③顶枕沟：位于内侧面，起自中央沟上端与枕极连线的中点，行向下前，在胼胝体后方不远处，与距状沟接连。后端略延伸至半球上外侧面。

④分叶：额叶是中央沟以前、外侧沟以上的部分，位于颅前窝内。枕叶，是顶枕沟以后的部分，位于小脑上方。顶叶，是中央沟与顶枕沟之间，外侧沟以上的部分。位于顶骨下方。颞叶，是外侧沟以下的部分，位于颅中窝内。岛叶隐于外侧沟的深部，略呈三角形。

（2）大脑半球各面的主要沟、回：

①上外侧面：主要观察下述沟、回。在中央沟的前方寻认与其平行走向的中央前沟及其位于两沟之间的中央前回。在中央前沟的前方寻认大致与半球上缘平行走向的额上沟和额下沟，以及由它们分界的额上回、额中回和额下回。在中央沟的后方寻认与其平行走向的中央后沟及其位于两者之间的中央后回。中央后沟中份有伸向后的顶间沟，顶间沟以上为顶上小叶，以下为顶下小叶。顶下小叶又可区分为围绕外侧沟末端的缘上回和围绕颞上沟末端的角回。

在颞叶辨认与外侧沟相平行的沟，即颞上沟和颞下沟。自外侧沟至颞下沟由上而下依次辨认颞上回、颞中回、颞下回。在颞上回的上面，轻轻拨开外侧沟，辨认藏于外侧沟内，岛叶后方的 2 个横行的小回，即颞横回。

用分板轻轻分开外侧沟可见位于外侧沟底的锥体状岛叶，并借环状沟与额、顶、颞叶分隔。在岛叶上可见岛中央沟及其分隔的岛长回和岛短回。

②在内侧面，主要辨认以下结构：环绕胼胝体外周的胼胝体沟；在胼胝体沟的外周并与之平行的扣带沟；扣带沟在胼胝体中点附近，向上及向后上发出的沟，前者为中央旁沟，后者为边缘支。辨认从胼胝体后方开始，行向后上，达枕极上方的距状沟。

a. 扣带回，位于胼胝体沟与扣带沟之间环抱胼胝体的脑回。

b. 中央旁小叶，位于中央旁沟与边缘支之间，系由中央前回和后回向半球内侧面的延伸。

c. 边缘支与顶枕沟之间为楔前叶，顶枕沟与距状沟之间为楔叶，同属枕叶。

d. 侧副沟，在距状沟的下方，呈前后方向走行，自枕叶伸向颞叶。

e. 在侧副沟上面，由枕极伸向颞极的脑回，其后份为舌回，属枕叶，其前份为海马旁回，属于颞叶。海马旁回前端向内侧回绕为钩。

③下面：主要辨认以下结构：在额叶的下面有许多短小的沟为眶沟，它分隔为若干眶回。

在内侧有一条嗅束，嗅束前端的膨大为嗅球，后端扩大为嗅三角。嗅三角后方被血管穿成筛状即为前穿质，前穿质以视束为其后界。

3. 端脑的内部结构　大脑半球表面被灰质覆盖，即为大脑皮质。深面有大量白质（髓质），在端脑底部的白质中藏有基底核。端脑的内腔为侧脑室。用正中矢状切面的脑标本、冠状切面系列脑标本、系列水平切面脑标本、侧脑室铸型标本、脑血管铸型标本以及脑干模型等，结合传导路模型辨认理解脑的内部结构、功能、病理生理意义。

（1）侧脑室：是位于两侧大脑半球内的腔隙，内含脑脊液。结合侧脑室铸型标本与脑水平切面标本辨认侧脑室4部：位于顶叶内的中央部、伸入额叶内的前角、伸入枕叶内的后角、伸入颞叶内的下角。下角的室底隆起为海马，前角及中央部室底隆起为尾状核头、尾状核体。辨认正中矢状切面脑标本上的与第3脑室相通的室间孔。观察室腔内的脉络丛。

（2）基底核：在脑干神经核模型上端可见到基底核。结合切面脑标本可见：基底核在白质内，靠近脑底。

①纹状体：包括尾状核和豆状核。豆状核位于岛叶深部，形似锥体，底向外，尖朝内，在水平切面和额状切面上均呈尖向内侧的楔形，位于背侧丘脑的外侧，有一白质块（内囊）将之隔开豆状核被两个白质薄板分为3部：外侧部最大，即为壳；内侧的2部合为苍白球。尾状核呈"C"形弯曲的蝌蚪状，前部粗大为头，位于豆状核前方并与它借灰质条索相连，外观呈条纹状。头向后逐渐弯细为体，位于豆状核的背内侧。沿背侧丘脑的背面行向后，呈凸向上的弯弓状。当其抵达背侧丘脑后端时已成较细的尾。由此折向腹侧并进入颞叶内，向前接杏仁体。杏仁体呈球状，位于海马旁回钩内。

②屏状核：位于岛叶深面，它与豆状核之间有白质，即外囊。屏状核与岛叶皮质之间的白质为最外囊。

豆状核、尾状核合称纹状体，在种系发生上苍白球出现早，称旧纹状体，豆状核的壳与尾状核又称新纹状体。

③杏仁体：位于侧脑室下角前端深面，与尾状核尾相连，属边缘系统。

（3）大脑半球白质：大脑半球的白质，由起联系作用的纤维束构成，按其性质和位置可分为联络纤维、连合纤维和投射纤维。在观察标本时可用放大镜区分它们，也可用钩镊或尖镊进行逐层剥脱，以观察它们的走向。白质将大脑连成一个整体，将功能相关的灰质连成系统，各系统之间借白质的复杂联系形成许多环路。以完成大脑的复杂高级的功能。

①联络纤维：是在一侧半球内联系叶与叶或回与回之间的纤维，可分为长短两种。

a. 弓状纤维：属短纤维，位置浅，联系相邻近的脑回，数量较多，呈弓形绕过沟底。

b. 钩束，属长纤维，位于外侧沟前份底部，呈弯钩形绕过外侧沟，是联系额叶与颞叶的纤维。

c. 上纵束：位于岛叶上方，是前后向联系额、顶、枕、颞叶的长纤维束。

d. 下纵束：位于半球底面，沿侧脑室下角和后角的外侧壁行走，是联系枕叶、颞叶的长纤维束。

e. 扣带：位于扣带回和海马旁回的深部，是连接边缘叶各部的长纤维。

②连合纤维：为联系两侧大脑半球的纤维，包括胼胝体、前连合和穹窿连合。

a. 胼胝体：位于大脑纵裂底和侧脑室顶，是由左右横行纤维构成的纤维板。在脑正中矢状切面上看，胼胝体厚，呈弓状，其弯曲的前端为胼胝体膝；膝向下后迅速弯细，为胼胝体嘴，嘴在前连合处与终板相续；膝后方是胼胝体的主要部分，即为胼胝体干；胼胝体后端增厚为压部。在胼胝体的整体标本上，可见胼胝体膝的纤维弯向前内，呈钳状，为前钳，是联系两侧额叶的纤维；压部的纤维联系两侧枕叶，也呈钳状，为后钳；胼胝体干是联系两侧顶叶的纤维。

b. 前连合：位于穹窿的前方终板内的横行纤维，主要是联系两侧颞叶和嗅脑纤维。

c. 穹窿连合：穹窿是由海马至下丘脑乳头体的弓状纤维束，两侧穹窿经胼胝体的下方前行并互相靠近，其中一部分纤维越至对边，连接对侧的海马，即为穹窿连合。

③投射纤维：是联系大脑皮质与下位中枢的纤维，包括下行的运动纤维和上行的感觉纤维，这些纤维共同组成一个尖朝下的扇形纤维束板，通过基底核与背侧丘脑之间构成内囊。

内囊为一厚的白质板，位于尾状核、背侧丘脑与豆状核之间。在半球水平切面上，内囊呈开口向外侧的"＜"形。内囊可分 3 部：内囊前肢，位于豆状核和尾状核之间；内囊后肢，较长，位于豆状核与背侧丘脑之间；内囊膝，位于前、后肢相交处。内囊后肢又可按部位分为 3 部：即位于豆状核与背侧丘脑之间的丘脑豆状核部；位于豆状核后方的豆状核后部和位于豆状核后份下方的豆状核下部。通过内囊各部的主要纤维束为：

a. 通过前肢的为额桥束、丘脑前辐射（由丘脑前核、背内侧核投射至额叶和扣带回的纤维）；

b. 通过膝的是皮质核束；

c. 通过后肢丘脑豆状核部的为皮质脊髓束和丘脑中央辐射纤维（来自丘脑腹后核的躯体感觉纤维）；

d. 通过豆状核后部的是视辐射和顶枕桥束；

e. 通过豆状核下部的纤维为听辐射和颞桥束。

（4）大脑半球皮质：是覆盖在大脑半球表面的灰质，也是中枢神经系统发育最为复杂和完善的部位。由将近 140 亿各种大小神经细胞和 10 倍数量的神经胶质细胞构成，总面积约达 2200cm^2。其中 1/3 露于表面，另 2/3 藏于沟裂中，成为沟裂的壁与底。大脑皮质的厚度随功能的不同而异，如中央前回厚达 4.5mm，而枕叶视区仅厚 1.5mm，一般为 2.5mm。利用显微镜或放大镜观察脑切片，脑细胞是按一定的规律分层排列并组成整体。原皮质和旧皮质为 3 层结构，新皮质基本为 6 层结构，由浅而深为：分子层、外粒层、外锥体层、内粒层、内锥体层和多形层。

大脑皮质除水平分层外，尚有垂直的贯穿皮质全层的柱状结构，即皮质柱。各柱状结构的大小不等，一般直径约 300μm，可占一个或几个神经细胞的宽度。每个皮质柱内有传入神经纤维、传出神经纤维和联络神经纤维以及各种神经细胞，构成垂直的柱内回路，并可通过星形细胞的轴突与邻近的细胞柱相联系。细胞柱是大脑皮质的功能单位，传入冲动进入第Ⅳ层，在柱内垂直扩布，最后由第Ⅴ、Ⅵ层细胞发出传出冲动离开大脑皮质。

皮质的功能定位：根据神经细胞的排列和类型，以及有髓纤维配布的差异、功能的不同，确定功能定位。但这些区域只是执行某种功能的核心部分，皮质的其他区域，也有类似的功能。皮质功能的定位概念是相对的。利用大脑整体标本及部分切面标本，辨认理解以下皮质中枢或分区。

①第Ⅰ躯体运动区：位于中央前回和中央旁小叶前部。它接受对侧半身的本体感觉纤维，并发出纤维管理对侧半身的骨骼肌。在管理上具有一定的顺序和局部关系。

a. 上下颠倒，但头是正的，即中央前回最上部和中央旁小叶前部与下肢运动有关；中部与躯干和上肢的运动有关；下部与面、舌、咽、喉的运动有关。

b. 左右交叉，即一侧运动区支配对侧肢体的运动，但一些与联合运动有关的肌则受双侧运动区的支配。

c. 身体各部投影区的大小与各部形体大小无关，而取决于功能的重要性和复杂程度，如口与手，尤其是拇指所占投影面积比较大。

②第1躯体感觉区：位于中央后回和中央旁小叶后部。它管理全身痛、温、触、压以及对侧身体的本体感觉，其投影特点与运动中枢相似。

③视觉区：位于枕叶内侧面距状沟两侧的皮质。一侧视区接受同侧视网膜颞侧半和对侧视网膜鼻侧半的纤维，是经外侧膝状体中继传来的视觉信息。

④听觉区：位于大脑外侧沟下壁的颞横回上。每侧听区接受自内侧膝状体传来的两耳听觉冲动。

⑤平衡觉区：此区的位置存有争议，一般认为在颞上回前份的大脑皮质。

⑥嗅觉、味觉区：分别位于海马旁回钩附近与额叶转入外侧沟内面的岛盖皮质和岛叶皮质前部。

⑦语言区域：语言区域是人类大脑皮质所特有的。语言区域多在左侧。

a. 运动性语言中枢：位于额下回后部。此区受损，产生运动性失语症，即丧失了说话能力，但仍能发音。

b. 听觉性语言中枢：位于颞上回后部。此区受损，患者虽听觉正常，但听不懂别人讲话的意思，也不能理解自己讲话的意义，即感觉性失语症。

c. 书写中枢：位于额中回后部，靠近中央前回的上肢代表区。此区受损，虽然手的运动正常，但不能写出正确的文字，即失写症。

d. 视觉性语言中枢：位于角回，靠近视区。此区受损时，视觉正常，但不能理解文字符号的意义，即失读症，也属感觉性失语症。

（5）嗅脑和边缘系统：嗅脑是指与嗅觉纤维直接有联系的脑，主要包括嗅球、嗅束、前嗅核、嗅结节、嗅纹、部分杏仁体及梨状区皮质（由海马旁回前份、钩及其附近皮质构成）等结构。在大脑半球内侧面、隔区、扣带回、海马和齿状回等几乎围绕胼胝体一圈，共同组成边缘叶。边缘叶加上与它联系密切的皮质和皮质下结构如杏仁体、隔核、下丘脑、上丘脑、丘脑前核和中脑被盖的一些结构等，共同组成边缘系统。由于它与内脏联系密切，故又称内脏脑。

边缘系统是脑的古老部分，管理内脏活动、情绪反应和性活动以及记忆，特别是近期记忆，利用边缘系统模型着重理解边缘系统各部之间复杂的纤维联系构成的许多环路，其中以海马环路和杏仁体环路最为重要。

海马环路：海马→穹窿→乳头体→乳头丘脑束→丘脑前核→扣带回→海马旁回→海马。

杏仁体环路：杏仁体核→终板→隔区和下丘脑前部→额叶眶部→钩束→颞叶前部→杏仁体核。

七、思考题

1. 大脑皮质的功能定位（运动、感觉、视觉、听觉中枢）在何处？特点如何？
2. 运动性、听觉性、视觉性语言中枢及书写中枢各在何处？
3. 大脑中动脉栓塞后可导致哪些脑区的供血不足？并出现哪些功能障碍？

（姚立杰）

第十八章　周围神经系统

第一节　脊神经

一、预习要求

预习脊神经的构成、区分；膈神经的组成、行程和分布；臂丛的组成和位置；正中神经、尺神经、桡神经的行程，主要分支和分布；胸神经前支在胸腹壁的形成和分布；股神经、闭孔神经、阴部神经、坐骨神经、胫神经、腓总神经的行程和分布。颈丛皮支的组成、位置及分布；胸长神经、胸背神经的位置、分布；腰丛的组成和位置及分布概况；髂腹下神经、髂腹股沟神经的分布概况；骶丛的组成和位置；臀上神经的行程和位置。

二、重点

颈丛、臂丛、腰丛、骶丛的构成，各丛主要的分支、分布。

三、难点

某一脊神经分支损伤后可能出现的症状：从出现的症状如何推断某一神经受损。

四、标本教具

（一）标本

1. 锯开的胸段脊柱，显露脊髓断面-脊神经组成-出椎间孔与分支的标本。
2. 上肢神经标本。
3. 显示腰丛、骶丛位置的标本。
4. 显示坐骨神经、股神经及其分支的标本。
5. 显示阴部神经和闭孔神经（骨盆矢状断）的标本。
6. 颅底骨、颞骨等标本。

（二）模型、挂图

1. 颈丛、臂丛与分支分布的标本和模型。
2. 显示肋间神经的标本和模型。
3. 脊神经组成示意图、颈丛和臂丛分支的分布图；肋间神经和腰丛、骶丛分支的挂图。

五、注意事项

课前预习脊神经的内容，并复习肌学的有关内容以便理解与掌握神经支配的范围与作用。

准确无误地辨认以下各神经的发出处、行程及其毗邻的重要结构关系及特点：颈丛皮支浅出的位置、膈神经、臂丛、正中神经、尺神经、桡神经、肌皮神经、腋神经、胸长神经、胸背神经、肋间神经、股神经、闭孔神经、髂腹下神经、髂腹股沟神经、坐骨神经、阴部神经、臀上神经、臀下神经等。

示教与总结强调临床应用重点，以便学生了解临床应用与理解某些外伤后引起神经损伤与出现相应症状的解剖学基础的关系：

1. 颈丛局部阻滞部位；

2. 肱骨内上髁骨折易损伤尺神经；

3. 肱骨中段骨折易损伤桡神经；

4. 肱骨外科颈骨折或不恰当地使用腋杖可损伤腋神经；

5. 根据胸神经节段性分布特点，临床判断脊髓损伤平面及麻醉平面定位的依据；

6. 腹股沟疝修补术时，注意髂腹下神经和髂腹股沟神经与腹股沟管的关系；

7. 梨状肌与坐骨神经的关系以及梨状肌综合征的发病机制；

8. 腓骨颈骨折或胫骨骨折固定不当易损伤腓总神经等。

六、教学内容

（一）颈丛

取颈部血管神经标本，用尖镊沿胸锁乳突肌后缘中点附近辨别其分支。

1. 枕小神经　沿胸锁乳突肌后缘上升，分布于枕部及耳廓背面上部皮肤。

2. 耳大神经　沿胸锁乳突肌表面行向前上，至耳廓及其附近的皮肤。

3. 颈横神经　横过胸锁乳突肌浅面向前，分布于颈部皮肤。

4. 锁骨上神经　有2～4支行向外下方，分布于颈侧部、胸壁上部和肩部的皮肤。

5. 膈神经　先在前斜角肌上端的外侧，随后沿该肌前面下降至其内侧，在锁骨下动、静脉之间经胸廓上口进入胸腔，经过肺根前方，在纵隔胸膜与心包之间下行达膈肌。

（二）臂丛

取胸上肢血管神经标本，用镊子分开斜角肌间隙。在锁骨后方及锁骨下动脉后上方，辨认观察臂丛的组成及其分支（图18-1）。

1. 胸长神经　起自C_5～C_7神经根，经臂丛后方进入腋窝，沿前锯肌表面伴随胸外侧动脉下降，支配前锯肌。

2. 肩胛背神经　起自C_4～C_5神经根，穿中斜角肌，在肩胛骨与脊柱间下行，支配菱形肌和肩胛提肌。

3. 肩胛上神经　起自臂丛上干，向后经肩胛骨上缘入冈上窝，再转入冈下窝，支配冈上肌、冈下肌。

4. 肩胛下神经　发自后束，沿肩胛下肌前面下降，支配肩胛下肌和大圆肌。

5. 胸内、外侧神经　起自内侧束和外侧束，支配胸大肌、胸小肌。

6. 胸背神经　起自后束，循肩胛骨外侧缘伴肩胛下动脉下降，支配背阔肌。

7. 腋神经　在腋窝发自臂丛后束，穿四边孔，绕肱骨外科颈至三角肌深方。

8. 肌皮神经　自外侧束发出后，斜穿喙肱肌，在肱二头肌和肱肌间下降，支配这3块肌肉。其终支在肘关节稍下方穿出深筋膜延续为前臂外侧皮神经，分布前臂外侧的皮肤。

9. 正中神经　由分别发自内、外侧束的内、外侧2根合成，2根夹持着腋动脉，向下呈锐角会合成正中神经干。在臂部，正中神经沿肱二头肌内侧沟下行，由外侧向内侧跨过肱动脉下降至肘窝。从肘窝向下穿旋前圆肌，继而在前臂正中下行于指浅、深屈肌之间，达腕部，然后自桡侧腕屈肌和掌长肌腱之间进入腕管，在掌腱膜深面到达手掌。

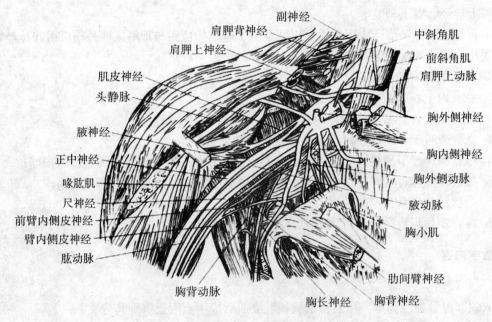

图 18 - 1　臂丛及其分支

图中标注（从上至下、从左至右）：
副神经　肩胛背神经　肩胛上神经　肌皮神经　头静脉　腋神经　正中神经　喙肱肌　尺神经　前臂内侧皮神经　臂内侧皮神经　肱动脉　中斜角肌　前斜角肌　肩胛上动脉　胸外侧神经　胸内侧神经　胸外侧动脉　腋动脉　胸小肌　肋间臂神经　胸背动脉　胸长神经　胸背神经

10. 尺神经　发自臂丛内侧束，在肱动脉内侧下行，至三角肌止点高度穿过内侧肌间隔至臂后面，再下行至内上髁后方的尺神经沟。再向下穿过尺侧腕屈肌起端转至前臂掌面内侧，在尺侧腕屈肌和指深屈肌之间，尺动脉的内侧下降，在桡腕关节上方发出手背支，本干下行于豌豆骨的桡侧，经屈肌支持带的浅面分为浅、深两支，经掌腱膜深方进入手掌。

11. 桡神经　是后束发出的一条粗大的神经。在腋窝内位于腋动脉后方，并与肱深动脉一同行向外下，先经肱三头肌长头与内侧头之间，然后沿桡神经沟绕肱骨中段背侧旋向外下，在肱骨外上髁上方穿外侧肌间隔，至肱桡肌之间，在此分为浅、深两支。浅支沿桡动脉外侧下降，在前臂中、下 1/3 交界处转向背面，并下行至手背。深支经桡骨颈外侧穿旋后肌至前臂背面，在前臂伸肌群的浅深层之间下行至腕部，支配前臂的伸肌。

12. 臂内侧皮神经　发自臂丛内侧束，分布于臂内侧皮肤。

13. 前臂内侧皮神经　发自臂丛内侧束，分布于前臂前内侧面的皮肤。

（三）胸神经前支

取胸后壁标本，用尖镊分离肋间内肌和肋间外肌，在肋沟下辨别胸神经与肋间动脉的关系。

（四）腰丛

取腰及大腿标本，部分切除腰大肌，暴露腰丛及大腿前面神经血管，去除腹、盆腔脏器，只留腹后壁，观察腰丛组成及分支（图 18 - 2）。

1. 髂腹下神经　出腰大肌外缘，经肾后面和腰方肌前面行向外下，在髂嵴上方进入腹内斜肌和腹横肌之间，继而在腹内、外斜肌间前行，终支在腹股沟管浅环上方穿腹外斜肌腱膜至皮下。

2. 髂腹股沟神经　在髂腹下神经的下方，走行方向与髂腹下神经略同，在腹壁肌之间并沿精索浅面前行，终支自腹股沟管浅环处穿出。

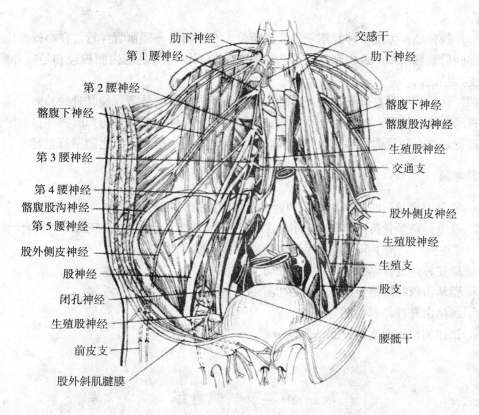

图中标注（从上方左侧起顺时针）：
肋下神经、交感干、第1腰神经、肋下神经、第2腰神经、髂腹下神经、髂腹股沟神经、生殖股神经、交通支、股外侧皮神经、生殖股神经、生殖支、股支、腰骶干；
髂腹下神经、第3腰神经、第4腰神经、髂腹股沟神经、第5腰神经、股外侧皮神经、股神经、闭孔神经、生殖股神经、前皮支、股外斜肌腱膜

图 18-2　腰、骶丛及其分支

3. **股外侧皮神经**　自腰大肌外缘走出，斜越髂骨表面，达髂前上棘内侧，经腹股沟韧带深面至大腿外侧部的皮肤。

4. **股神经**　是腰丛中最大的神经，发出后，先在腰大肌与髂肌之间下行，在腹股沟中点稍外侧，经腹股沟韧带深面、股动脉外侧到达股三角，最长的终支为隐神经，伴随股动脉入收肌管下行，至膝关节内侧浅出至皮下，伴随大隐静脉沿小腿内侧面下降达足内侧缘。

5. **闭孔神经**　自腰丛发出后，于腰大肌内侧缘穿出，循小骨盆侧壁前行，穿闭膜管出小骨盆，分前、后两支，分别经短收肌前、后面进入大腿内收肌群。

6. **生殖股神经**　自腰大肌前面穿出后，在该肌浅面下降。

（五）**骶丛**

取盆（带下肢）标本，清除盆腔脏器及腹膜，在下肢后面暴露深层血管、神经，辨认观察骶丛组成及分支。

1. **臀上神经**　伴臀上动、静脉经梨状肌上孔出盆腔，行于臀中、小肌间、支配臀中、小肌和阔筋膜张肌。

2. **臀下神经**　伴臀下动、静脉经梨状肌下孔出盆腔，达臀大肌深面，支配臀大肌。

3. **阴部神经**　伴阴部内动、静脉出梨状肌下孔，绕坐骨棘经坐骨小孔入坐骨直肠窝，向前分支分布于会阴部和外生殖器的肌肉和皮肤。

4. **股后皮神经**　出梨状肌下孔，至臀大肌下缘浅出，主要分布于股后部和腘窝的皮肤。

5. **坐骨神经**　经梨状肌下孔出盆腔，在臀大肌深面，经坐骨结节与股骨大转子之间至股后，在股二头肌深面下降。它是全身最粗大神经，一般在腘窝上方分为胫神经和腓总

神经。

(1) 胫神经：为坐骨神经本干的直接延续。在腘窝内与腘血管伴行，在小腿经比目鱼肌深面伴胫后动脉下降，经内踝后方，在屈肌支持带深面分为足底内侧神经和足底外侧神经，两终支入足底。

(2) 腓总神经：自坐骨神经发出后沿股二头肌内侧走向外下，绕腓骨颈外侧向前，分为腓浅神经和腓深神经。腓浅神经在腓骨长、短肌与趾长伸肌之间下行。腓深神经与胫前动脉相伴而行，先在胫骨前肌和趾长伸肌间，后在胫骨前肌、蹈长伸肌之间下行至足背。

七、思考题

1. 肱骨中段骨折时易损伤什么神经？该神经损伤后的主要表现如何？为什么？
2. 肱骨外科颈骨折时容易损伤什么神经？该神经损伤后的主要表现如何？为什么？
3. "垂腕"、"猿手"、"爪形手"各由哪个神经损伤引起？
4. 肌皮神经发自哪个束？主要分布于哪些部位？
5. 臂丛由哪些纤维组成？组成哪几个束？
6. 颈丛由脊神经哪些部分组成？
7. 试述胸神经前支的皮肤节段性分布。

（姚立杰）

第二节　脑神经

一、预习要求

预习动眼神经的行程和分布。三叉神经的半月节的位置，三大主支的主要分支、分布。面神经的行程、主要分支的分布。舌咽神经的成分、主要分支和分布。迷走神经主干行程及各种纤维成分的分布概况；喉上神经的位置和分布。左、右喉返神经的行程和分布。舌下神经的分布。

二、重点

（一）十二对脑神经的名称、行程、分支分布、损伤后的表现。
（二）Ⅲ、Ⅴ、Ⅶ、Ⅸ、Ⅹ、Ⅻ对脑神经。

三、难点

（一）某一脑神经分支损伤后可能出现的症状以及从出现的症状如何推断某一神经受损。
（二）与脑神经相连的副交感神经节在标本上的找寻及其纤维联系。

四、标本教具

（一）标本
1. 颅底骨、颞骨等标本。
2. 第1～12对脑神经的标本。
（1）眶标本：显露眼肌、眼球及Ⅱ、Ⅲ、Ⅳ、Ⅴ1、Ⅵ等脑神经，需保留睫状神经节；

（2）面侧深区标本：显露三叉神经及其分支分布，包括与之相连（副交感）神经节；

（3）面部浅层标本：显露面神经颅外段的分支与分布；

（4）头颈侧面深层标本：显露后 4 对脑神经；

（5）显露迷走神经全程标本：喉上和喉返神经、迷走前干、迷走后干、"鸦爪支"等。

（二）模型、挂图

1. 第 1～12 对脑神经的模型。

2. 第 1～12 对脑神经的挂图。

五、注意事项

（一）课前预习脊神经的内容，并复习肌学的有关内容以便理解与掌握神经支配的范围与作用。

（二）复习颅底结构，明确脑神经出入颅腔的孔、裂与沟、管；复习颞骨与中耳的形态结构。

（三）脑神经较细小，注意仔细观察；脑神经较脆弱，注意加强保护，以免损坏。

（四）分组观察脑神经标本，每组各观察标本观察完毕后交换位置或交换标本。对照图谱或教材辨认各脑神经及其分支的位置行程与分布，并注意鉴别其深、浅层位置和形态特点及其相互关系，例如下颌神经及分支所处位置较深（颞下窝），几个感觉支的特点是颊神经分布至颊区；舌神经分布于舌前 2/3 等；观察标本中注意鉴别与总结，并根据其分支分布对象和范围理解其功能。

（五）准确地辨认以下神经及其分支：动眼神经、三叉神经（眼神经、上颌神经、眶下神经、下颌神经的分支舌神经、颊神经、下牙槽神经、耳颞神经）、面神经（鼓索与颅外各组分支）、舌咽神经（舌支、颈动脉窦支）、迷走神经（喉上、喉返神经）、副神经、舌下神经；注意辨认脑神经副交感神经节-睫状神经节、翼腭神经节、下颌下神经节。

六、教学内容

（一）嗅神经

取整颅带脑正中矢状切面标本，观察出入筛孔的嗅丝、嗅球、颅底嗅束，以及与嗅丝连接的上鼻甲上部粘膜和鼻中隔上部粘膜。

（二）视神经

取整脑带眼球的标本观察视神经、视交叉、视束等结构，理解视神经与间脑的关系。

（三）动眼神经

取脑干标本与带硬脑膜的颅底标本，观察辨认：动眼神经自脚间窝出脑，紧贴小脑幕缘及后床突侧方前行，进入海绵窦侧壁上部，再经眶上裂入眶。

（四）滑车神经

取脑干标本与带硬脑膜的颅底标本，观察辨认：起于滑车神经核，由中脑的下丘下方出脑后，绕大脑脚外侧前行，穿入海绵窦的外侧壁，经眶上裂入眶，越过上直肌和上睑提肌向前内走行。支配上斜肌。

（五）三叉神经

取脑干标本与带硬脑膜的颅底标本，在颞骨岩部尖端的三叉神经节压迹处，两层硬脑膜之间辨认三叉神经节，并辨认其 3 大感觉支和 1 个运动根（图 18-3）。

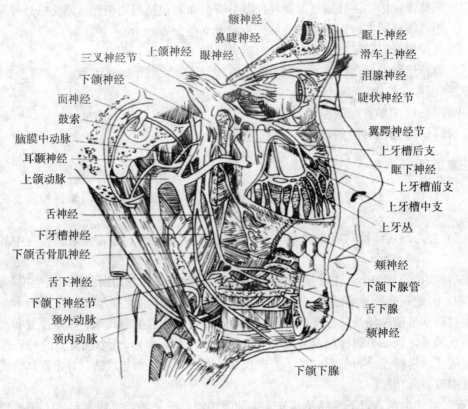

图 18‑3 三叉神经

1. 眼神经　取眶外侧壁打开的颅底标本，观察眶内结构及翼腭窝结构，辨别眼神经分支：

眼神经自三叉神经节发出后，穿入海绵窦外侧壁，在动眼神经及滑车神经下方经眶上裂入眶。

(1) 泪腺神经：分支细小，自眼神经分出后沿眶外侧壁、外直肌上方行向前外，分布于泪腺和上睑。

(2) 额神经：分支较粗大，在上睑提肌上方前行，分 2～3 支，其中眶上神经经眶上切迹分布于额顶部皮肤。

(3) 鼻睫神经：在上直肌和视神经之间前行达眶内侧壁，发出许多分支分布于鼻腔粘膜、筛窦、泪囊、鼻背皮肤以及眼球和眼睑等。

2. 上颌神经　取面部深层血管神经标本，暴露翼腭窝，观察其分支，上颌神经自三叉神经节发出后，进入海绵窦外侧壁，经圆孔出颅进入翼腭窝，再经眶下裂入眶，延续为眶下神经。上颌神经主要分支为：

(1) 眶下神经：为上颌神经的主支，经眶下裂入眶，循眶下沟，沿眶下管，出眶下孔，分成数支，分布于下睑、鼻翼、上唇的皮肤和粘膜。

(2) 颧神经：在翼腭窝处分出，经眶下裂入眶，分 2 支穿眶外侧壁，分布于颧、颞部皮肤。

(3) 翼腭神经：为 2～3 支细小神经，始于翼腭窝内，连于翼腭神经节，分布于腭和鼻腔的粘膜及腭扁桃体。

（4）上牙槽神经：分为上牙槽后、中、前3支，其中上牙槽后支，在翼腭窝内自上颌神经本干发出，在上颌骨体后方穿入骨质；上牙槽中、前支分别在眶下沟及眶下管内发自眶下神经，3支互相吻合形成上牙槽丛，分支分布于上颌牙齿及牙龈。

3. 下颌神经　取面部血管神经深部标本，观察辨认下颌神经分支。下颌神经自卵圆孔出颅后，在翼外肌深面分为前、后两干。

（1）耳颞神经：以两根起于三叉神经后干，其间夹持脑膜中动脉，向后合成一干，经下颌颈内侧，与颞浅动脉伴行，穿腮腺上行，分布于颞部皮肤，并分支至腮腺。

（2）颊神经：沿颊肌外面前行，分布于颊部皮肤和粘膜。

（3）舌神经：在下颌支内侧下降，沿舌骨舌肌外侧，呈弓状越过下颌下腺上方向前达口腔底粘膜深面，分布于口腔底及舌前2/3的粘膜，在舌神经下降过程中注意来自面神经的鼓索的加入。

（4）下牙槽神经：在舌神经后方，沿翼内肌外侧下行，经下颌孔入下颌管，在管内分支组成下牙丛，分支分布于下颌牙龈和牙。其终支自颏孔浅出为颏神经，分布于颏部及下唇的皮肤和粘膜。

（5）咀嚼肌神经：咬肌神经分支至咬肌；颞深神经至颞肌及翼内肌、翼外肌。

（六）展神经

在切除部分眶壁，显示眶内结构的标本上，结合脑干标本及颅底，辨认展神经走行：起于展神经核，从延髓脑桥沟中部出脑，前行至颞骨岩部尖端入海绵窦，经眶上裂入眶，支配外直肌。

（七）面神经

取脑干标本、颅底打开颞骨暴露鼓室的标本，结合面部浅层结构标本观察面神经的行程及颅内、外分支。面神经由2个根组成，一个是较大的运动根，另一个是较小的中间神经（感觉和副交感纤维），自小脑中脚下缘出脑后进入内耳门，两根合成一干，穿过内耳道底进入面神经管，由茎乳孔出颅，向前穿过腮腺到达面部，在面神经管始部有膨大的膝神经节。

1. 鼓索　在面神经出茎乳孔前约6mm处发出，行向前上，进入鼓室，然后穿岩鼓裂出鼓室，至颞下窝，行向前下并入舌神经。

2. 岩大神经　自膝神经节处分出，出岩大神经管裂孔前行，与来自颈内动脉交感丛的岩深神经合成翼管神经，穿翼管至翼腭窝，进入翼腭神经节，副交感纤维在节内换神经元后，支配泪腺、腭及鼻腔粘膜的腺体分泌。

3. 面神经颅外分支　出茎乳孔后，主干进入腮腺实质，在腺内分支组成腮腺内丛，从腮腺前缘发出呈辐射状分支。

（1）颞支：常为3支，向上支配额肌和眼轮匝肌等。

（2）颧支：3～4支，至眼轮匝肌及颧肌。

（3）颊支：3～4支，至颊肌、口轮匝肌及其他口周围肌。

（4）下颌缘支：沿下颌下缘向前，至下唇诸肌。

（5）颈支：在颈阔肌深面向前下，支配颈阔肌。

（八）前庭蜗神经

利用挂图、内耳模型标本、内耳铸型标本、脑干标本，观察和理解该神经的行程、分支和分布。

（九）舌咽神经

取脑干标本，结合颈部深层血管标本，在舌骨大角上的内侧，辨认穿入咽后壁的舌咽神经，并在颈内、外动脉之间寻认其分支——颈动脉窦支，追踪观察其行程和分布。舌咽神经的其他分支较小，其舌支经舌骨舌肌深面，分布于舌后1/3的粘膜和味蕾。其鼓室神经发自下神经节，进入鼓室。在鼓室内侧壁的粘膜内与交感神经纤维共同形成鼓室丛。

（十）迷走神经　取迷走神经标本，观察其行程、分支和分布。迷走神经以根丝自橄榄后沟的后部出脑，经颈静脉孔出颅，在此处有膨大的上、下神经节，迷走神经干在颈部位于颈动脉鞘内，在颈内静脉与颈内动脉或颈总动脉之间的后方下行达颈根部。

左迷走神经在颈总动脉与左锁骨下动脉间，越过主动脉弓的前方，经左肺根的后方至食管前面分散成若干细支，构成左肺丛和食管前丛，在食管下端延续为迷走神经前干。右迷走神经过锁骨下动脉前方，沿气管右侧下行，经右肺根后方达食管后面，分支构成右肺丛和食管后丛，向下延为迷走神经后干。迷走前、后干再向下与食管一起穿膈肌的食管裂孔进入腹腔，分布于胃前、后壁，其终支为腹腔支，参加腹腔丛。喉上神经起自下神经节，在颈内动脉内侧下行，在舌骨大角处分内、外支。外支支配环甲肌，内支与喉上动脉一同穿甲状舌骨膜入喉，分布于声门裂以上的喉粘膜以及会厌、舌根等。

1. 颈心支　自喉上神经起点下方，发自迷走神经，为2～3支，沿颈总动脉下降至胸腔。

2. 喉返神经　右喉返神经在右迷走神经经过右锁骨下动脉前方处发出，并勾绕此动脉，返回至颈部。左喉返神经在左迷走神经经过主动脉弓前方处发出，并绕过主动脉弓下方，返回至颈部。在颈部，两侧的喉返神经均上行于气管与食管之间的沟内，至甲状腺侧叶深面、环甲关节后方进入喉内。

3. 胃前支和肝支　在贲门附近发自迷走神经前干。胃前支沿胃小弯向右，沿途发出4～6个小支，分布到胃前壁，其终支以"鸦爪"形的分支分布于幽门部前壁。肝支有1～3条，参加肝丛，随肝固有动脉分支分布于肝、肝囊等处。

4. 胃后支　在贲门附近发自迷走神经后干，沿胃小弯深部走行，沿途发出分支走至胃后壁。终支与胃前支同样以"鸦爪"形分支，分布于幽门窦及幽门管的后壁。

5. 腹腔支　发自迷走神经后干，向右行，与交感神经一起构成腹腔丛，伴随腹腔干、肠系膜上动脉及肾动脉等分布于脾、小肠、盲肠、结肠、横结肠、肝、胰和肾等大部分腹腔脏器。

（十一）副神经

取脑干标本及颈部深部标本，观察副神经出脑、出颅部位。副神经在颈静脉孔出颅，绕颈内静脉行向外下，经胸锁乳突肌深面继续向外下斜行进入斜方肌深面。

（十二）舌下神经

取脑干标本及颈部深层标本，辨认在舌骨上方呈弓状向前走行的该神经。舌下神经由舌下神经核发出，自延髓的前外侧沟出脑，经舌下神经管出颅，下行于颈内动、静脉之间，弓形向前达舌骨舌肌的浅面，在舌神经和下颌下腺管的下方穿颏舌肌入舌，支配全部舌内肌和舌外肌。

脑神经有关的重要内容见表18-1、18-2。

表 18-1 脑神经性质、出入颅部位与行程

颅窝	脑神经名称		性质	出入颅腔部位	行程
颅前窝	嗅神经		内脏感觉	筛孔	上鼻甲及鼻中隔上部，嗅粘膜上嗅细胞的中枢突组成嗅丝穿筛孔入颅前窝止于嗅球
颅中窝	视神经		躯体感觉	视神经管	由眶入颅腔由眼球至视交叉
	动眼神经		运动性	眶上裂	入眶主干沿视神经外侧分为上下支
	滑车神经		躯体运动		入眶沿上斜肌上缘前行入该肌
	展神经		躯体运动		入眶沿视神经外侧，贴外直肌内侧该肌
	三叉神经	眼神经	躯体感觉		入眶沿上睑提肌上方前行分3支
		上颌神经	躯体感觉	圆孔	入翼腭窝经眶下裂、眶下沟、眶下管出眶下孔至眶下区
		下颌神经	混合性	卵圆孔	颞下窝：颊神经至颊区舌神经至颌下三角达口底与舌前2/3粘膜下牙槽神经经下颌孔入孔
颅后窝	面神经		混合性	内耳门、面神经管、茎乳孔	岩大神经经破裂孔入翼腭窝终于翼腭神经节鼓索入鼓室经岩鼓裂加入舌神经面神经干入腮腺分为终支分布于面肌
	前庭蜗神经		躯体感觉	内耳门	内耳道、前庭蜗器
	舌咽神经		混合性	颈静脉孔	颈部至舌、咽、颈动脉窦、腮腺
	迷走神经		混合性		经颈部至胸最后达腹腔
	副神经		特殊内脏运动		经颈部至胸锁乳突肌与斜方肌
	舌下神经		躯体运动	舌下神经管	经下颌后窝入颌下三角最后分布于舌内、外肌

表 18-2 脑神经的主要分支发出的部位与分布范围

脑神经名称		分支名称与发出的部位	分布范围
Ⅰ嗅神经		筛孔嗅丝	上鼻甲及鼻中隔上部嗅粘膜
Ⅱ视神经		眶内：视神经纤维聚集为视神经盘	视网膜
Ⅲ动眼神经		眶内：上支 下支 睫状节短根终于睫状神经节 节发后纤维	上直肌、上睑提肌 下直肌、下斜肌、内直肌 瞳孔括约肌、睫状肌
Ⅳ滑车神经		眶内	上斜肌
Ⅵ展神经		眶内	外直肌
Ⅴ三叉神经	眼神经	眶内：额神经主要分支眶上神经 泪腺神经 鼻睫神经	额顶区皮肤 泪腺（传导感觉冲动） 鼻腔粘膜、眼球
	上颌神经	翼腭窝：翼腭神经-腭降神经 上牙槽后神经 眶下沟：上牙槽中、前神经 眶下孔：眶下神经各支	腭粘膜、鼻粘膜 上颌磨牙 上颌前磨牙与前牙 眶下区、鼻翼与上唇皮肤

脑神经名称	分支名称与发出的部位	分布范围
下颌神经	颞下窝：颊神经 舌神经 下牙槽神经于颏孔处延为颏神经 耳颞神经 咀嚼肌神经	颊区皮肤与颊粘膜 舌前 2/3 粘膜 下颌牙、颏区皮肤 耳前区与颞顶区皮肤 咀嚼肌
Ⅶ面神经	面神经管内分支： 岩大神经终于翼腭神经节 镫骨肌神经	经颧神经、交通支、泪腺神经至泪腺 经腭降神经至腭粘膜腺 经鼻支至鼻粘膜腺镫骨肌
Ⅶ面神经	副交感神经纤维	加入舌神经分布于舌前 2/3 味蕾 随舌神经至下颌下腺上方自舌神经至下颌下神经节节后纤维分布于下颌下腺与舌下腺管理其分泌
Ⅶ面神经	颅外分支：颞支 （在腮腺内颞支分支成丛）颊支 下颌缘支 颈支	额肌 眼轮匝肌 颊肌、口轮匝肌上部、上唇方肌 口三角肌，口轮匝肌下部，下唇肌 颈阔肌
Ⅷ前庭蜗神经	内耳道前庭神经 蜗神经	前庭神经节细胞周围突分布于椭圆囊斑，球囊斑，半规管壶腹嵴，蜗神经节细胞的周围充分布于螺旋器
Ⅸ舌咽神经	下颌后窝： 鼓室神经入鼓室或鼓室神经丛 舌支 咽支 颈动脉窦支	岩小神经终于耳神经节节后纤维至腮腺 舌后 1/3 粘膜一般内脏感觉与味蕾 咽壁肌与粘膜 颈动脉窦与颈动脉小球
Ⅹ迷走神经	颈部：喉上神经 颈心支至心丛	声门裂以上粘膜与环甲肌 心
Ⅹ迷走神经	胸部：喉返神经 心支 支气管支	声门裂以下粘膜与除环甲肌以外的所有喉肌 心丛→心 支气管粘膜与平滑肌、腺体
Ⅹ迷走神经	腹部迷走神经前、后干在贲门附近前干分为界前支与肝支，后干分为胃后支与腹腔干	肝、胆、胰、脾、肾及结肠左曲以上消化管
Ⅺ副神经	颈部由下颌后窝至颈后三角	胸锁乳突肌、斜方肌、咽喉肌（经迷走神经）
Ⅶ舌下神经	颈部由下颌后窝至颌下三角	舌内肌与舌外肌

七、思考题

1. 角膜、舌前 2/3 味蕾、壶腹嵴、颈动脉窦和声带的感觉冲动各由哪一对脑神经传导到什么神经核？

2. 舌肌、喉肌、面肌、咀嚼肌、眼球外肌分别由什么神经核通过哪一对脑神经支配？

3. 面神经在面神经管内损伤会出现哪些功能障碍？若在茎乳孔以下损伤，其功能障碍与上述有何区别？为什么？

4. 下颌神经有哪几个主要分支？

5. 写出躯干、四肢本体感觉和精细触觉冲动传向大脑皮质的通路（可用箭头表示）。

6. 哪几对脑神经含有内脏运动（副交感）纤维？它们各发自什么神经核？分别经过什么神经节换元？支配什么？

7. 眶内结构受哪些神经支配？各有什么功能？

8. 舌受哪些神经支配？各司什么功能？

9. 某病人，经检查发现左眼上睑下垂，眼球转向外侧，瞳孔散大，对光反射消失，视近物模糊。请根据所学神经解剖学知识分析该征象是由什么神经损伤所致？为什么？

10. 脊神经节细胞中枢突和脊髓后角细胞的轴突主要有哪几种去向？

11. 强光照射正常人的眼会引起双侧瞳孔缩小，是为瞳孔对光反射，试分析此反射的反射通路。当右侧视神经或动眼神经损伤后，此反射各会有什么表现？

12. 详述锥体系两部分的起始、走行、中继及支配情况。试分析左侧面肌瘫痪或左侧下半面肌瘫痪同时伸舌时舌尖偏向左侧的患者病变部位有何不同。

13. 某患者，诊断为延髓占位性病变，查体发现左侧上、下肢呈痉挛性瘫痪，伸舌时舌尖偏向右侧，且右侧半舌肌萎缩，试分析此病变的部位。

14. 某患者背部被刺伤，检查发现左下肢瘫痪，肌张力增强，腱反射亢进，Babinski 征阳性；左侧躯干剑突平面下和左下肢触觉减弱，位置觉丧失，但温、痛觉完好；右侧躯干肋弓以下和右下肢丧失痛觉和温度觉，但本体觉和触觉基本正常，试分析此患者病变。

15. 某患者，左眼内斜视，左侧面部表情肌瘫痪，听觉过敏，舌前 2/3 味觉障碍，左眼眨眼反射消失，泪液分泌障碍，同时伴有右半身痉挛性瘫痪。试分析此患者病变的部位。

16. 某患者，左眼外斜视，眼睑下垂，瞳孔散大，对光反射消失，右侧鼻唇沟变浅，口角歪向左侧，伸舌偏向右侧，右侧肢体瘫痪，腱反射亢进。试分析此患者病变的部位。

17. 面神经主要分布于哪些部位？

18. 副神经支配哪几块肌肉？

（姚立杰）

第三节　内脏神经

一、预习要求

预习交感神经低级中枢的位置；交感干的组成、位置和主要椎前节；内脏大神经、内脏小神经及其纤维联系、分布概况。

二、重点

节前神经元、节后神经元和节前纤维与节后纤维的概念。

三、难点

（一）灰、白交通支的概念，节前、后纤维的走向。

（二）脑神经中副交感神经成分的分支、分布、核团。

四、标本教具

（一）标本

1. 完整尸体或幼尸标本（示交感神经及迷走神经）。

2. 打开椎管后壁的脊髓、离体脊髓、脊髓横切面、脊髓带椎骨。

3. 脑神经标本（示翼腭神经节，下颌下神经节，睫状神经节）。

（二）模型、挂图

1. 交感干上段的纤维联系模型（示节前纤维和节后纤维的去向）。

2. 内脏神经相关挂图。

五、注意事项

（一）灰、白交通支用肉眼观察不易区别，仅可见 2 个交通支。

（二）应复习以前观察过的副交感神经章节。本次实习主要为内脏运动神经。

（三）要注意爱护标本，因为中枢神经系标本特别柔嫩、脆弱，所以不能撕拉或用力夹持，更不要把脊髓的被膜撕脱。

（四）脑标本柔嫩应切实爱护，严禁用钢笔、铅笔等接触标本和模型，以免污损。

六、教学内容

1. 交感神经

在保留内脏大、小神经的部分胸腹壁标本上观察交感干。在脊柱的两侧观察呈串珠状的交感干，上起颅底，下端在尾骨的前面两干合并，终于一个奇神经节。每条交感干有22～24 个神经节，借节间支相连。按其所在的部位可分为颈、胸、腰、骶和尾 5 个部分，注意各部神经节的数目及其与脊神经的关系。

（1）颈部：颈交感干位于颈血管鞘后方，颈椎横突的前方。一般每侧有 3～4 个交感节，分别为颈上、中、下节。颈上神经节最大，呈棱形，位于第 2～3 颈椎横突前方，颈内动脉后方。颈中神经节最小，位于第 6 颈椎横突处。颈下神经节位于第 7 颈椎处，在椎动脉的始部后方，常与第 1 胸神经节合并成颈胸神经节。

（2）胸部：胸交感干位于肋骨小头的前方，每侧有 10～12 个胸交感神经节。

（3）腰部：约有 4 对腰神经节，位于腰椎体前外侧与腰大肌内侧缘之间。

（4）盆部：盆交感干位于骶骨前面，骶前孔内侧，有 2～3 对骶交感干神经节和 1 个奇神经节。

2. 副交感神经

（1）中枢部：副交感神经的低级中枢在脑干副交感核和脊髓第 2～4 骶节段，由此等中枢的副交感神经细胞发出节前纤维。根据副交感神经低级中枢的位置，常将副交感神经称为"内脏神经脑骶部"。

（2）周围：包括副交感神经节和进出于节的节前、节后纤维。副交感神经节位于器官的近旁或器官的壁内，因而有器官旁节和器官内节之称。

脑部副交感神经，主要有：

a. 随动眼神经走行的副交感节前纤维，起自中脑的动眼神经副核，进入眶后到达睫状神经节内交换神经元，其节后纤维穿入眼球分布于瞳孔括约肌和睫状肌。

b. 随迷走神经走行的副交感节前纤维，起自延髓的迷走神经背核，至颈、胸、腹诸器官内节或器官旁节换神经元，节后纤维随即支配器官的运动和腺体分泌。

3. 内脏大神经和内脏小神经　在交感干的胸部寻认这2条神经的组成，观察它们的行程和去向。

（1）内脏大神经：起自第5或第6～9胸交感干神经节，由穿过这些神经节的节前纤维组成，向前下方走行中合成一干，并沿椎体前面倾斜下降，穿过膈脚，主要终于腹腔节。

（2）内脏小神经：起自第10～12胸交感干神经节，由节前纤维组成，下行穿过膈脚，主要终于主动脉肾节。

4. 内脏神经丛　在内脏神经标本上，逐一观察心丛、肺丛、腹腔丛、主动脉丛和腹下丛。

（1）心丛：由交感干的颈上、中、下节和胸1～4或5节发出的心支以及迷走神经的心支共同组成。按位置心丛可分为心浅丛及心深丛。浅丛位于主动脉弓下方，深丛位于主动脉弓和气管杈之间。心丛内有心神经节，来自迷走神经的副交感节前纤维在此换神经元。心丛的分支又组成心房丛和左、右冠状动脉丛，随动脉分支分布于心肌。

（2）肺丛：位于肺根的前、后方，丛内亦有小的神经节。肺丛由迷走神经的支气管支和交感干的胸2～5节的分支组成，其分支随支气管和肺血管的分支入肺。

（3）腹腔丛：是最大的内脏神经丛，位于腹腔动脉和肠系膜上动脉根部周围，主要由腹腔神经节、肠系膜上神经节、主动脉肾神经节，以及来自胸交感干的内脏大、小神经和迷走神经后干的腹腔支共同构成。腹腔丛伴随动脉的分支可分为许多副丛，如肝丛、胃丛、脾丛、肾丛以及肠系膜上丛等，各副丛则分别沿同名血管分支到达各脏器。

（4）腹主动脉丛：是腹腔丛在腹主动脉表面向下延续部分，还接受第1～2腰交感神经节的分支。此丛分出肠系膜下丛，沿同名动脉分支分布于结肠左曲以下至直肠上段。腹主动脉丛的一部分纤维下行入盆腔，参加腹下丛的组成；另一部分纤维沿髂总动脉和髂外动脉组成与动脉同名的神经丛，随动脉分布于下肢血管、汗腺、竖毛肌。

（5）腹下丛：可分为上腹下丛和下腹下丛。

上腹下丛：位于第5腰椎前面，两髂总动脉之间，是腹主动脉丛向下延续的部分，从两侧接受下位两腰神经节发出的腰内脏神经，在肠系膜下神经节换元。下腹下丛：即盆丛，由上腹下丛延续至直肠两侧，并接受骶交感干的节后纤维和第2～4骶神经的副交感节前纤维。此丛伴随髂内动脉的分支组成直肠丛、膀胱丛、前列腺丛、子宫阴道丛等，伴随动脉分支分布于盆腔各脏器。

七、思考题

1. 试述交感干？
2. 白交通支的走向？

（姚立杰）

第十九章　神经系统的传导通路

一、预习要求

预习躯干、四肢本体感觉传导路。躯干、四肢浅感觉传导路。视觉传导路。听觉传导路。头面部浅感觉传导路。躯干、四肢非意识性本体感觉传导路。皮质脊髓束。皮质核束。

二、重点

（一）躯干、四肢本体感觉，痛、温觉传导路的组成；各级神经元胞体及纤维束的位置、交叉水平、皮质投射区。

（二）视觉传导通路与瞳孔对光反射通路的组成，各部损伤后的不同表现。

（三）上下运动神经元的概念；锥体系的组成；皮质核束与皮质脊髓束支配的特点。核上瘫与核下瘫损伤部位的差异与表现的不同。

三、难点

（一）锥体外系的组成与功能。

（二）视觉传导通路与瞳孔对光反射通路不同部位损伤后的不同表现。

四、标本教具

（一）标本

1. 脊髓整体外形标本；脊髓断面切片。

2. 脑干断面切片；脑正中矢状切标本。

3. 端脑水平切脑外形标本。

（二）模型、挂图

1. 脊髓及脑干断面模型。

2. 各种神经传导路模型。

3. 各种神经传导路挂图。

4. 视觉传导路电动模型。

5. 传导路录像片。

五、注意事项

（一）各种标本、模型、示意图等的有机结合。

（二）各个传导路的性质，各由几级神经元组成；各级神经元的位置；是否交叉以及交叉的水平和部位；最终投射（或支配）的部位。

六、教学内容

利用传导路模型理解感觉器到大脑皮质，或从大脑皮质至效应器的神经元链。感觉传导路一般由 3 级神经元组成；运动传导路由上、下两级神经元组成。

1. 躯干和四肢的意识性本体感觉和精细触觉传导路

(1) 第1级神经元：胞体是脊神经节内的大型假单极神经元，其纤维较粗，周围突构成脊神经的感觉纤维，分布于四肢、躯干的肌、腱、关节和骨膜等处的深感受器和皮肤的精细触觉感受器；中枢突经后根内侧部进入脊髓后索形成薄束、楔束。

(2) 第2级神经元：在延髓薄束核和楔束核，其纤维行向腹侧，构成内弓状纤维，在中央灰质腹侧中线处，与对侧者交叉，即丘系交叉。交叉后的纤维转向上形成内侧丘系。

(3) 第3级神经元：在丘脑腹后外侧核。由此发出的第3级纤维经内囊后肢，投射到中央后回中上部的皮质和中央旁小叶后部皮质，部分纤维投射到中央前回。

2. 痛觉、温觉和粗触觉传导通路

(1) 第1级神经元：是脊神经节内的小型和中型假单极细胞，其纤维较细，周围突构成脊神经内的感觉纤维，分布到躯干和四肢的皮肤。中枢突通过后根进入脊髓，终止于第二级神经元。

(2) 第2级神经元：主要位于脊髓第Ⅰ、Ⅳ到Ⅶ层，它们发出纤维上升1~2个节段位白质前连合交叉到对侧脊髓侧索和前索，再转行向上，形成脊髓丘脑束。

(3) 第3级神经元：在丘脑腹后外侧核。该核发出的第3级纤维经内囊后肢，投射到中央后回中上部的皮质和中央旁小叶后部皮质。

3. 头面部的痛、温、触和压觉传导路

(1) 第1级神经元：为三叉神经节细胞，其周围突经三叉神经分布于头面部皮肤及鼻粘膜的有关感受器；中枢突经三叉神经根入脑桥，传导痛、温觉的纤维下降为三叉神经脊束，止于三叉神经脊束核；传导触觉的纤维终止于三叉神经脑桥核。

(2) 第2级神经元：胞体在三叉神经脊束核和脑桥核内，它们发出纤维交叉到对侧，组成三叉丘系，止于背侧丘脑腹后内侧核。

(3) 第3级神经元：胞体在背侧丘脑腹后内侧核，发出纤维经内囊后肢，投射到中央后回下部。

4. 视觉传导路

(1) 第1级神经元：为双极细胞，其周围支连接视杆、视锥细胞（光感受器），中枢支连接节细胞。

(2) 第2级神经元：为节细胞，其轴突在视神经盘处集合成视神经。视神经经视神经管入颅腔形成视交叉后，延为视束。在视交叉中来自两眼视网膜鼻侧半的纤维交叉，加入对侧视束；来自视网膜颞侧半的纤维不交叉，进入同侧视束，视束绕大脑脚向后，主要终止于外侧膝状体。

(3) 第3级神经元：胞体在外侧膝状体，其纤维经内囊的豆状核后部，终止于距状沟周围的皮质。

瞳孔对光反射：瞳孔缩小反射与副交感神经有关，具体途径为：强光→视网膜→视神经→视交叉→视束→顶盖前区→中脑双侧动眼神经副核→双侧动眼神经→睫状神经节→瞳孔括约肌。

5. 听觉传导路

(1) 第1级神经元：是蜗螺旋神经节内的双极细胞。双极细胞的树突与耳蜗中的螺旋器相连；其轴突组成蜗神经，经内耳道、内耳门，进入颅后窝，在延髓脑桥沟外侧端进入脑，终于蜗神经核。

（2）第2级神经元：是蜗神经前、后核的神经细胞，传导高音的纤维（来自螺旋器底圈）终止于蜗神经后核背侧部，传导低音纤维（来自螺旋器顶圈）终止于蜗神经后核腹侧部和蜗神经前核。由前核发出的纤维斜向内上方，在脑桥下份的基底部与被盖部之间横穿内侧丘系，形成斜方体，越过中线到对侧内侧丘系的外侧，转行向上形成外侧丘系。从蜗神经后核发出的纤维，有的越过中线参加对侧的外侧丘系，有的参加本侧的外侧丘系。

（3）第3级神经元：在中脑下丘核，在下丘核换元后的纤维经下丘臂至内侧膝状体。下丘核还发出纤维至上丘参加顶盖延髓束和顶盖脊髓束，完成听反射。

（4）第4级神经元：在内侧膝状体，其发出的纤维组成听辐射，经内囊豆状核下部斜向外，投射到颞横回。

6. 锥体系　包括皮质脊髓束和皮质脑干束。

（1）皮质脊髓束：上运动神经元位于大脑皮质中央前回上2/3和旁中央小叶前半部，发出纤维依次行经内囊后肢、大脑脚底中3/5、脑桥基底部，延髓腹侧的锥体，当其至延髓下端时，绝大部分纤维（约75％～90％）交叉至对侧，形成锥体交叉，交叉后纤维组成皮质脊髓侧束，小部分未交叉纤维形成皮质脊髓前束。下运动神经元位于脊髓前角运动细胞。

（2）皮质核束：上运动神经元位于中央前回下1/3的锥体细胞发出纤维经内囊膝，下行至中脑的大脑脚底。此后纤维构成小束，穿内侧丘系下行，大多数纤维终止于两侧的脑神经运动核，但面神经核的下半和舌下神经核仅接受对侧的皮质核束支配。下运动神经元为脑干8对脑神经运动核。

7. 锥体外系　利用锥体外系模型理解、辨认锥体外系结构。锥体外系包括大脑皮质、丘脑的一些核团、纹状体、黑质、红核、底丘脑核、网状结构、小脑和前庭神经核等。理解两个重要环路：小脑→脑桥→皮质环路和皮质→苍白球→纹状体丘脑环路：

（1）小脑→脑桥→皮质环路：大脑皮质→额桥束、顶桥束、枕桥束、颞桥束→脑桥核→小脑皮质→齿状核→小脑上脚→红核→背侧丘脑腹前核→大脑皮质。

（2）皮质→纹状体→苍白球→丘脑环路：大脑皮质→新纹状体→苍白球→丘脑腹前核、丘脑腹外侧核→大脑皮质中央前回及中央旁小叶前部。

七、思考题

1. 针刺眶下孔皮肤，试述其产生的痛觉如何传到大脑皮质？

2. 针刺左食指皮肤，试述其产生的痛觉如何传到大脑皮质？

3. 试述针刺右侧大腿前部皮肤，感觉、运动的传导过程？

（金海峰　李公启）

第二十章　脑和脊髓的被膜、血管和脑脊液循环

一、预习要求

预习硬脊膜的附着，硬膜外腔的内容物。硬脑膜的组成特点。蛛网膜及蛛网膜下腔、主要蛛网膜下池（小脑延髓池、终池）的位置。颈内动脉、基底动脉的行程和主要分支、分布概况。椎动脉、基底动脉的行程及其主要分支、分布概况。大脑动脉环的组成、位置。脑脊液的循环途径。颅内外静脉的连通。软脑膜、软脊膜的概况。

二、重点

（一）主要的硬脑膜窦的名称、位置及其内血液流向

（二）大脑动脉环的组成、脑脊液循环途径

三、难点

大脑动脉环的组成

四、标本教具

（一）标本

1. 保留蛛网膜及软脑膜的完整的脑标本

2. 去脑保留硬脑膜的颅腔标本

3. 保留被膜的离体脊髓标本和椎管内原位脊髓标本

4. 血管完整的脑和脊髓标本

5. 去顶颅骨标本

6. 完整脑标本

7. 大脑正中矢状切面标本

8. 端脑水平切面标本；端脑额状切面标本

（二）模型、挂图

1. 脑血管模型

2. 端脑模型

3. 显示侧脑室的标本及模型

4. 脑被膜、血管相关挂图

五、注意事项

（一）观察标本及模型时，要结合不同的标本及模型体会各结构的立体空间位置关系

（二）观察标本模型时，要联系教材插图或图谱

（三）观察标本时要小心爱护，切勿用镊子夹持，要轻拿轻放

（四）本次实习标本容易损坏，应特别保护，观察血管切忌用力牵拉

六、教学内容

（一）脊髓的被膜

脊髓由 3 层被膜包裹，从外向内依次为硬脊膜、脊髓蛛网膜和软脊膜。在切除椎管后壁的脊髓标本上，用镊子向两侧拉开脊髓表面的被膜进行观察，或用脊髓带被膜的游离标本观察以下结构。

1. 硬脊膜　是一层厚而坚韧的纤维膜，呈管状包裹脊髓与脊神经根，向上附着于枕骨大孔边缘，并与硬脑膜续连，下达第 2 骶椎，末端变细包裹终丝，附于尾骨，两侧在椎间孔处与脊神经外膜相延续。

2. 硬膜外腔　硬脊膜与椎管骨膜之间的窄腔，内含有丰富的静脉丛、脂肪组织、淋巴管疏松结缔组织，可用镊子探入，总容积约为 100ml，活体腔内呈负压。

3. 脊蛛网膜　薄而透明，贴于硬脊膜全长的内面，与硬脊膜间的狭窄间隙为硬膜下隙，它向上与脑蛛网膜连续，向下包被马尾，止于第 2 骶椎。

4. 软脊膜　薄而透明，富含血管，紧贴于脊髓表面而不易分离，并深入脊髓的沟裂中。上端与软脑膜相续，下端形成终丝，在脊髓两侧脊神经前、后根之间形成锯齿形的齿状韧带，每侧自上而下约有 21 个锯齿状突起，其尖端向外，附着于硬脊膜。

5. 蛛网膜下隙　软脊膜与蛛网膜之间的腔隙，此腔与脑的蛛网膜下隙相通，腔内充满脑脊液。蛛网膜下隙在第 1 腰椎以下扩大为终池，池之下界达第 2 骶椎平面。

（二）脑的被膜

脑与颅骨间有 3 层膜，由外向内分别为硬脑膜、蛛网膜和软脑膜。取打开颅骨顶盖的带有脑膜的脑整体标本，或取游离的硬脑膜标本并带有颅底的，辨认观察以下结构。

1. 硬脑膜　是一厚而坚韧的双层膜，外层实际上是颅骨内面的骨膜，仅疏松地附于颅盖，特别是在枕部与颞部附着更疏松，但在颅的缝和颅底则附着牢固，很难分离，可用镊子验证这一点。

2. 大脑镰　形似镰刀，是硬脑膜内层自颅顶正中线折叠并向下伸展于两半球之间的结构。其前端窄，附于鸡冠，后份宽，向下连于小脑幕的上面。

3. 小脑幕　呈半月状，水平地位于大脑半球与小脑之间。小脑幕分向两侧颞骨岩部，前缘游离并向后凹陷，即为幕切迹，与蝶骨鞍背围成的孔有中脑穿过。小脑幕将颅腔分成幕上、下间隙。幕上间隙又借大脑镰分为左、右两部。

4. 上矢状窦　循正中线位于大脑镰附着于颅骨处，其前端较细，幼儿时借盲孔导血管与鼻腔的静脉相通。上矢状窦向后渐粗，最后汇入窦汇。窦的两侧通入多个大小不同的腔隙，其内有桑椹样的蛛网膜颗粒。

5. 下矢状窦　位于大脑镰的游离缘内，前小后大，向后注入直窦。

6. 直窦　位于大脑镰与小脑幕融合处，由前向后，终于窦汇。直窦前端接纳下矢状窦与大脑大静脉。

7. 横窦和乙状窦　上矢状窦与直窦在枕内隆凸处汇成窦汇后，即循小脑幕的附着缘，向两侧形成左、右横窦。横窦行至乳突内面时，即转向下，成为乙状窦，在颈内静脉口处续于颈内静脉。

8. 海绵窦　位于蝶骨体两侧，左右各一。用尖镊轻轻剥离观察，海绵窦向前、下、后，分别借眼静脉以及一些小静脉与面静脉、颅底静脉、横窦、乙状窦等相交通。海绵窦内不仅有一些纤维束使其成海绵状，并有颈内动脉和位于其外侧的展神经由后向前穿过海绵窦。在海绵窦的外侧壁内，由上而下排列着动眼神经、滑车神经，及三叉神经的眼神经和上颌神经通过。

9. 脑膜中动脉　由棘孔进入颅中窝，在硬脑膜两层之间行向上外前，可分前、后2支。

10. 蛛网膜　由很薄的结缔组织构成，是一层半透明的膜，位于硬脑膜深面，其间有潜在性硬脑膜下隙。蛛网膜跨越脑沟，与软脑膜之间有蛛网膜下隙。其在一定部位可扩大为蛛网膜下池，最大者是小脑延髓池。

11. 软脑膜　紧贴脑表面的一层透明薄膜，并伸入脑沟、脑裂。

（三）脑和脊髓的血管

在全脑标本上主要辨认脑动脉的分支走行，取脊髓游离标本观察辨认脊髓动脉的走行。

1. 脑的动脉

（1）颈内动脉：经颅底的颈内动脉管入颅，经海绵窦行向前，在前床突内侧转向上出海绵窦，在视交叉外侧沟绕前床突转向后上。

（2）眼动脉：是在颈内动脉进入蛛网膜下隙时发出的支，循视神经腹外侧，经视神经管入眶，分支分布到眶内结构。

（3）大脑前动脉：自颈内动脉发出后行向前内，经视交叉背面和终板的前方进入半球纵裂，在顶枕沟附近与大脑后动脉吻合。两侧大脑前动脉在进入半球纵裂前有一短的前交通动脉。

（4）大脑中动脉：颈内动脉最大的分支，也可认为是颈内动脉终末支，自其发出后向外侧行于大脑外侧沟内，分布于大脑外侧面大部。此动脉近侧段途经前穿质时发出许多细小中央支，垂直地向上穿入脑内，分布至尾状核、豆状核、内囊膝和后肢。

（5）脉络丛前动脉：由颈内动脉发出后，沿视束腹侧行向后，经大脑脚与海马旁回钩之间，潜入侧脑室下角的脉络丛内。

（6）后交通动脉：由颈内动脉发出后，经视束的腹侧行向后，与大脑后动脉吻合。

（7）椎动脉：成对，经枕骨大孔入颅。两侧椎动脉至脑桥延髓沟正中处合并为基底动脉，合并前发出脊髓前、后动脉，下降出颅，供应脊髓。基底动脉沿脑桥腹侧的基底沟达脑桥上缘时，分左、右大脑后动脉。

（8）小脑下后动脉：为椎动脉的最大分支，自椎动脉发出后，沿延髓侧面行向后，分布于小脑半球下面的后部和脊髓侧面。

（9）小脑下前动脉：起自基底动脉起始段，行向后下，分支分布于小脑下面的前部。

（10）脑桥动脉：为长短不等的数支动脉，由基底动脉发起，行向外侧，供应脑桥基底部。

（11）迷路动脉：为一细小动脉，自基底动脉或小脑下前动脉发出后，随面、听神经入内耳门，供应内耳迷路。

（12）小脑上动脉：自基底动脉末段发起，行向外侧，绕过大脑脚达小脑的上面。

（13）大脑后动脉：是基底动脉的一对末支，分出后与小脑上动脉并行地行向后外，两者之间夹有动眼神经和滑车神经。

（14）大脑动脉环：由前交通动脉、两侧大脑前动脉、两侧颈内动脉、两侧后交通动脉和两侧大脑后动脉构成。此环位于脚间池内，环内围有视交叉、灰结节、漏斗和乳头体。

2. 骨髓的动脉

（1）脊髓前动脉：由左、右椎动脉末端各发一支，行向前下，在延髓前方经枕骨大孔降入椎管，两支脊髓前动脉并为一支，沿前正中裂下降，并沿途向左向右交替发支，分布于半侧脊髓。

（2）脊髓后动脉：在颅内由椎动脉发出，经枕骨大孔出颅后，沿脊髓后外侧沟下行，沿途分布至脊髓。

（3）节段性动脉：由椎动脉、肋间动脉、腰动脉和骶外侧动脉等发出的脊支，经椎间孔进入椎管：再由脊支发出根动脉沿脊神经前、后根进入至脊髓，并与脊髓前、后动脉分支相吻合。

七、思考题

1. 通过海绵窦的重要结构及临床意义。
2. 脑脊液的产生和循环途径。
3. 试述大脑动脉环的组成和意义。
4. 第四脑室的位置和交通如何？
5. 试述蛛网膜下腔和硬膜外腔的位置。

（刘　富）

内 分 泌 系 统

第二十一章　内分泌系统

一、预习要求

预习甲状腺、甲状旁腺、肾上腺、垂体、松果体和胸腺的形态和位置。

二、重点

垂体、甲状腺、甲状旁腺、肾上腺、松果体的形态、位置。

三、难点

（一）内分泌系统的概念和分类。
（二）内分泌腺的结构特点和功能。

四、标本教具

（一）标本
新生儿显示全身内分泌腺的标本。
（二）模型、挂图
内分泌系统相关挂图。

五、注意事项

内分泌系统的实习，首先利用新生儿显示全身内分泌腺的标本，结合图谱对全身内分泌腺进行观察，形成一个全身内分泌腺的全貌了解。

六、教学内容

在大体标本上暴露颈部的诸层结构，在前面，切断舌骨下肌（在肌中部横断），暴露并修洁其深面的甲状腺，观察其位置、形态、分叶及侧叶上、下极各达何平面，有无锥状叶等。观察其被膜及其与周围结构的关系。

（一）甲状腺：形如"H"，棕红色，分左、右两个侧叶，中部以峡部相连。侧叶贴附在喉下部的外侧面，上达甲状软骨中部，下抵第6气管软骨环。峡部多位于第2～4气管软骨的前方。通过观察发现，锥状叶长短不一，长者达舌骨。

甲状腺外有纤维囊，且伸入腺组织，将腺分成大小不等的小叶，囊外有颈深筋膜，在甲状腺侧叶与环状软骨之间常有韧带样的结缔组织相连，故吞咽时，甲状腺可随喉而上下移动。

（二）甲状旁腺：将甲状腺游离下来，在侧叶背面剔除脂肪组织，可看到甲状旁腺是两对扁椭圆形小体，棕黄色，豆粒大小，位于甲状腺侧叶后缘，甲状腺被囊之外，上一对在甲状腺后缘中部；下一对在甲状腺下动脉附近。

（三）肾上腺

切开肾筋膜，分离脂肪内的肾上腺，确认肾上腺位于肾的脂肪囊内，但有其独立的脂肪囊。剖开观察肾上腺的形态。

肾上腺：呈黄色，左右各一，位于腹膜之后，肾的上方，与肾共同包在肾筋膜内。左侧呈半月形；右侧呈三角形。腺的前缘有不显著的门。肾上腺外包被膜，剖开其实质可分皮质和髓质。

（四）其他内分泌腺

垂体：呈椭圆形，位于颅中窝交叉前沟后方的垂体窝内，借漏斗连于下丘脑，上有鞍隔。

松果体：位于丘脑的上后方，以柄附于第3脑室顶的后部，为椭圆形的小体。

胰岛：是胰的内分泌部，肉眼看不到，为大小不等、形状不定的细胞团，散布胰的各处，胰尾最多。

生殖腺：在男性睾丸小叶内的间质细胞为内分泌组织，分泌男性激素；在女性卵巢内的卵泡细胞和黄体产生女性激素。

七、思考题

1. 内分泌腺与其他腺体有何不同？
2. 在人体内，哪些部位有内分泌组织？

（郑　辉）